ULLSTEIN

Das Buch

Die Medizin wird immer besser, aber wir Menschen werden nicht gesünder. Unser Gesundheitssystem wird zur Gesundheitsvernichtungsmaschine. Denn Ärzteverbände und Pharmafirmen predigen eine Heilkunst, die keine gesunden Menschen mehr kennt, sondern nur noch Kranke und Pflegebedürftige. Zugleich werden die Menschen mit der Aussicht auf eine leidensfreie Gesellschaft geködert. Die Medizin orientiert sich primär an den Mechanismen des Marktes und erzeugt künstliche Bedürfnisse. Diese wiederum produzieren mehr Kranke und damit mehr Kosten, die das Sozialsystem kaputtmachen. Klaus Dörner zeigt schonungslos die Missstände in unserem Gesundheitswesen auf. Er macht deutlich: Gesundheit ist nicht ohne Leiden zu haben. Und erst wenn wir uns wieder selbst um uns und unsere Mitmenschen sorgen, können wir uns aus der Gesundheitsfalle befreien. Dörners zwölf provokante Thesen für die Heilung der kranken Medizin sind wegweisend für eine wirkliche Gesundheitsreform.

Der Autor

Klaus Dörner, Jahrgang 1933, leitete von 1980 bis 1996 die Westfälische Klinik für Psychiatrie in Gütersloh und lehrte Psychiatrie an der Universität Witten-Herdecke. Der Arzt und Historiker hat zahlreiche Bücher zur Geschichte der Psychiatrie und zur Medizinethik geschrieben. Er lebt in Hamburg.

Klaus Dörner

Das Gesundheitsdilemma

Woran unsere Medizin krankt
Zwölf Thesen zu ihrer Heilung

Ullstein

Besuchen Sie uns im Internet:
www.ullstein-taschenbuch.de

Umwelthinweis:
Dieses Buch wurde auf chlor- und säurefreiem Papier gedruckt.

Ullstein ist ein Verlag der Ullstein Buchverlage GmbH, Berlin.
1. Auflage November 2004

Das Buch erschien als gebundene Ausgabe unter dem Titel
Die Gesundheitsfalle
Umschlaggestaltung: Thomas Jarzina, Köln
Titelabbildung: Getty Images, München
Druck und Bindearbeiten: Ebner & Spiegel, Ulm
Printed in Germany
ISBN 3-548-36705-4

Inhalt

Vorwort

Der Gedankenaustausch dieses Buches stiftet ein Gespräch zwischen den Ärzten (die hier für alle »helfenden« Berufsgruppen stehen) einerseits und allen anderen Bürgern andererseits, also zwischen Medizinsystem und Sozialgesellschaft. Es ist also nicht nur das Gespräch zwischen Ärzten und Patienten gemeint; denn es geht alle an. Gesprächsthema ist, dass die Medizin in eine Gesundheitsfalle geraten ist, in die ihre eigene Modernisierung und Ökonomisierung sie immer weiter hineintreibt. Die Gesundheitsfalle besteht darin, dass im Medizinsystem am liebsten nur noch von Gesundheit, kaum noch von Krankheit die Rede ist. Alle Welt verkauft Gesundheit als höchstes Gut, um unter dieser Tarnung umso erfolgreicher alles Gesunde in unseren Lebenswelten in Krankes und damit Behandlungsbedürftiges zu verwandeln. Dadurch kann das Medizinsystem am besten weiterwachsen und stärker als alle anderen Wirtschaftsbranchen werden. Die Menschen werden dafür mit der Entlastbarkeit von allen Lasten und der herstellbar leidensfreien Gesellschaft geködert.

Um sie von der Gesundheitsfalle zu heilen, stelle ich die Medizin in den größeren Zusammenhang der Sozialgesellschaft, also der Gesamtheit aller Bürger, insofern diese immer noch den größten Teil des Sorgens um andere Menschen und des Helfens wahrnehmen, auch wenn das Medizin- und Sozialsystem ihnen seit 150 Jahren verspricht, sie von möglichst allen Lasten zu entlasten. Dass sie darauf hineinfallen, ist von einem bestimmten Grad an der Anteil der Gesundheitsfalle, in der die Bürger sitzen.

Auf diese Gefahr können Ärzte und Bürger sich gegenseitig aufmerksam machen, wenn sie bedenken, dass Gesundheit nicht ein Lebenszweck ist, sondern sich orientiert an dem Gesundheitsbegriff des Philosophen Hans-Georg Gadamer, dem zufolge Gesundsein nicht herstellbar, sondern das »selbstvergessene Weggegebensein« an die unterschiedlichen Lebensvollzüge ist und sich in dem Maße entzieht, in dem man die Menschen übermäßig entlastet von der körperlichen Anstrengung über die Sorge für chronisch Kranke und Behinderte bis zu Sterben und Tod, wie man sie also von ihren Lebenswelten enteignet und Gesundes in Krankes umdeutet.

So öffnet sich ein Weg der Befreiung aus der Fortschritts- und Gesundheitsfalle – aber nur, wenn Ärzte und Bürger ihn gemeinsam gehen. Um für diesen Weg empfänglich zu machen, habe ich meine Gedanken möglichst oft in die »Wir«-Form gekleidet, mal die Ärzte, mal die Bürger meinend, mal offen lassend, wer gemeint sein soll. Im Übrigen ist dieses Buch unausgewogen; denn ich habe mich darauf beschränkt, nicht das ohnehin Akzeptierte noch mal zu akzeptieren, sondern das Vernachlässigte stark zu machen – vielleicht manchmal zu stark.

Zu dieser Gesprächsanstiftung bin ich angeregt worden durch die »Deutsche Forschungsgemeinschaft« und den »Bundesverband der Deutschen Industrie«, die mich gebeten haben, auf ihrer gemeinsamen Tagung »Besser, gesünder, länger leben – auf dem Weg zu einer vitalen Gesellschaft« am 3./4. Juni 2002 in Berlin einen gleich lautenden Vortrag zu halten. Absicht der Veranstaltung war es, neue Forschungsschwerpunkte in der Medizin herauszufinden, die geeignet seien, die Gesellschaft zu vitalisieren, damit

Deutschland wieder einen »Spitzenplatz« im globalen Innovationswettbewerb gegenüber den »Hauptkonkurrenten« einnehmen könne. Auszüge meines Vortrags druckte das *Deutsche Ärzteblatt*. Der Abdruck fand eine außerordentlich breite Resonanz, zunächst vor allem bei Ärzten, dann bei anderen in Sozialberufen Tätigen und schließlich – vermittelt über etliche Zeitungsberichte – auch bei den Bürgern allgemein. Begünstigt wurde dies auch dadurch, dass ich kurz zuvor meine ärztlichen Berufserfahrungen in dem Buch *Der gute Arzt* zusammengefasst hatte. All dies bringt mich in die Verlegenheit, mich bei der Unzahl von Menschen, die mir geschrieben haben, zu bedanken wie zu entschuldigen, denn viele von ihnen werden manchen eigenen Gedanken in meinen Formulierungen wiederfinden, obwohl ich dies nur im Ausnahmefall zitierend belegt habe.

Wenn ich nicht den ziemlich typischen ärztlichen Fehler der Selbstüberschätzung vermeiden wollte, wäre ich glatt versucht zu glauben, dass dieses Buch einen Weg zur Medizinreform weisen könnte, aber nicht – wie bisher immer – von außen, sondern von innen. Deshalb möchte ich es dem Bremer Klinischen Pharmakologen Prof. Dr. Peter Schönhöfer widmen, weil er jahrzehntelang mir und vielen anderen Menschen den Mut erhalten hat, an eine Medizinreform von innen zu glauben.

Hamburg, Herbst 2003
Klaus Dörner

1

Gesundheit ist kein Produkt

Wir können Gesundheit nicht herstellen – sie kann sich uns nur ergeben

Aufforderungen zum gesunden Leben, uns noch gesünder, noch fitter zu machen, umzingeln uns von allen Seiten. Sie dringen aus Fernsehen, Radio, Internet oder von den Werbeflächen der U-Bahn auf uns ein, und selbst in der Familie oder unter Freunden sind sie das beliebteste Gesprächsthema. Sie klingen plausibel. Aber es sind so verwirrend viele und ganz unterschiedliche Vorschläge. Wir wissen nicht, wo uns der Kopf steht und womit wir anfangen sollen.

In solchen Situationen hat es sich für uns Menschen immer schon bewährt, erst mal drei Schritte zurückzutreten, all diese Appelle und Versprechungen eine Zeit lang dahingestellt zu lassen, sie einzuklammern und uns zu fragen: Was ist denn meine eigene Erfahrung in meiner alltäglichen Lebenswelt mit Gesundheit? Wann und wie bin ich gesund? Fühle ich mich gesund? Philosophen nennen das: die phänomenologische Haltung einnehmen. Insofern haben alle Menschen die Neigung, in verwirrenden Situationen Philosophen zu sein.

Das Ergebnis dieser Übung ist mithin überraschend und spannend.

Das fängt schon damit an, dass sich »Gesundheit« weitgehend der Definierbarkeit entzieht, wenn man einmal von der Formel der World Health Organization (WHO) vom »vollständigen Wohlbefinden« absieht, die einen so umfassenden Anspruch hat, dass sie letztlich nichtssagend ist. Sprachgeschichtlich (etymologisch) hat »gesund« mit geschwind, stark, streng, hart, klug zu tun; und »vital« ist ein Mensch, wenn er sich als lebenskräftig, lebensvoll, wendig, munter, unternehmungslustig, mit einem Wort als »lebendig« erweist. Beides verweist auf den Stil meines gelebten Lebens – in den drei Dimensionen, in denen ich mich verausgaben kann: der körperlichen und geistigen Leistung, der genuss- und lustvollen Kreativität sowie der Liebe und Sorge für Andere. Muss es daher nicht genauso viele Gesundheiten geben, wie es Menschen gibt?

Aber schon die Frage nach der Gesundheit kann diese beeinträchtigen, vertreiben oder zerstören, wie dies auch für andere Widerfahrnisse gilt, beispielsweise Vertrauen, Liebe und Gnade, für den Schlaf oder die Sättigung. Man kann es nicht scharf genug voneinander trennen: Natürlich können wir real unendlich viel für unsere Gesundheit tun; das hat aber kaum, oft sogar gar nichts damit zu tun, ob und in welchem Maß wir uns als gesund empfinden – allein Letzteres zählt. So kann das Paradox zustande kommen: Je mehr ich für meine Gesundheit tue, je gesundheitsbewusster ich lebe, desto weniger gesund fühle ich mich, desto weniger gesund bin ich. Niemand kann Gesundheit absichtsvoll herstellen. Sie zieht sich bei meinem Zugriff wie in ein Schneckenhaus zurück. Sie kann nur als sich Entziehende da sein, als Abwesende anwesend. Sie muss sich ergeben, kann sich mir geben. Man denkt, man könne mit Werten, die wissenschaftlich durchaus korrekt sind, einen allgemein gültigen Gesundheitsplan aufstellen. Aber es gibt für jeden Menschen einen nur ihm angemessenen Lebensstil, sodass, wenn er sein Verhalten der wissenschaftlichen Verallgemeinerung anpasst, das

Gegenteil von Gesundheit herausspringt. Was für alle statistisch gilt, lässt sich auf den einzelnen Menschen nicht ohne Zwischenstufen anwenden. Der braucht möglicherweise auch seine Fehlernährung, Trink- oder Rauchgewohnheiten, um seinen Lebensstil zu verwirklichen. Zudem wirkt gerade die Verschiedenheit der Lebensstile auch auf die Gesellschaft stabilisierend. Leicht nachvollziehbar dürfte es sein, dass Gesundheit nicht ein Ziel, sondern nur ein Mittel zum Leben sein kann. Erhebt man sie zum Ziel – in allen Umfragen gilt sie ja längst als der höchste Wert –, dann verkehrt sie sich ins Gegenteil; ganz abgesehen davon, dass sich Zukunft der Planung entzieht. Denn wenn wir nur auf Sicherheit aus sind und keine Risiken eingehen wollen, sind wir nicht frei.

Gesundheit ist nicht machbar, nicht herstellbar, stellt sich vielmehr selbst her, kommt wie ein Geschenk von anderswo her, vergleichbar dem berühmten Satz von Arthur Rimbaud: »Das wahre Leben ist anderswo.« So gibt es – nach Gadamer – Gesundheit nur als »verborgene«, als den Zustand, in dem der Mensch vergisst, dass er gesund ist, als »selbstvergessenes Weggegebensein« an den Anderen oder an das Andere seiner privaten, beruflichen und gesellschaftlichen Lebensvollzüge.[1] Dies nimmt Bezug darauf, dass der Mensch als weltoffenes, nicht festgestelltes Lebewesen im Vollzug seines Lebens sich wegzugeben, außer sich zu sein, sich zu verausgaben hat. Er hat auf Anderes zu antworten, das er so ver-antwortet. Etwas flapsig und übertrieben ausgedrückt: Wo schon Gesundheit draufsteht, kann Gesundheit nicht drin sein. Ein permanent gesundheitsbewusstes Leben ist totes Leben, da es mit einem »selbstvergessenen Weggegebensein« nicht vereinbar ist, weshalb eine Gesellschaft, die viel über ihre Gesundheit nachdenkt, in keiner Weise gesund oder vital sein kann. Sie wäre im Wettbewerb mit anderen Gesellschaften im Hinblick auf die Trias Leistungsfähigkeit, Lebenslust und Verantwortungsbereitschaft unterlegen. Das ist die »Gesundheitsfalle« in ihrer allgemeinsten Form, die man – im Unterschied zur Gesundheit selbst – sehr wohl definieren kann: Eine Gesellschaft, die Gesundheit zu ihrem höchsten Wert erklärt, treibt als Gesundheitsgesellschaft mit Hilfe ihres Gesundheitssystems sich selbst die Gesundheit aus. Anders ausgedrückt: Ein Krankheitsbewältigungssystem, das als Gesundheitssystem sich immer nur grenzenlos steigern will, wird zur Gesundheitsvernichtungsmaschine.

Damit komme ich auf »Krankheit« zu sprechen. Und in der Tat: Wenn ich – ernsthaft – krank bin, ist es erst mal vorbei mit meinem »Weggegebensein«, bin ich nicht mehr dem Anderen ausgesetzt, sondern auf mich zurückgeworfen, bei mir selbst, selbstbezogen. Jetzt ist es für mich lebenswichtig, mich meiner grauen Großhirnrindenzellen zu bedienen, ich bin krankheitsbewusst – ob auch gesundheitsbewusst, wird sich zeigen. Jedenfalls ist es die Krankheit, die mich darin beeinträchtigt oder es mir unmöglich macht, mich meiner Gesundheit zu bedienen.

Nun galt seit alters her der Erfahrungslehrsatz für Ärzte: Die Natur (des Patienten) heilt, der Arzt unterstützt sie dabei nur. Damit ist seit Beginn der Moderne, seit 200 Jahren, also auch mit Beginn des Siegeszugs der wissenschaftlichen Medizin Schluss. Begeistert von ihren Erfolgen mit Skalpell, Antibiotika, Transplantation und genetischer Programmierung, glauben die Ärzte seither, dass sie selbst es sind, die heilen. Sie vergessen, dass Therapie immer noch Pflegen und Beistehen bedeutet. Natürlich ist die Medizin dabei nur ein Symptom des allgemeinen Rationalisierungsaufschwungs der Moderne, der dazu führte, dass wir in Selbstüberschätzung die Gesundheit für ständig steigerbar erklärten, weil wir die Natur für restlos beherrschbar halten. Denn seit wir uns mit der Säkularisierung, der Aufklärung und der Moderne von aller Abhängigkeit und Transzendenz befreien (von der Aristokratie und der Kirche, von der Familie und der Nachbarschaft, von Gott und der Natur), und alles, was das Andere ist, nur noch als Aneignungsobjekt wahrnehmen können, haben wir zwar allen Anlass, uns über den grandiosen Zugewinn an Freiheit, Selbstbestimmung, Verfügbarkeit und Reichtum dieser Eroberungsfeldzüge zu freuen, in denen der Mensch sich zunehmend an die Stelle der Natur, des Schicksals oder Gottes setzt. Dennoch fangen wir offenbar allmählich an, auch für die Nebenwirkungen dieses Fortschrittsprozesses ein Gespür zu bekommen, weshalb wir jetzt zu so etwas wie einer Aufklärung der Aufklärung oder zu einer zweiten Aufklärung aufgerufen sind, widerwillig genug, weil unsere immer auch berechtigte Fortschrittsbegeisterung uns weiterhin leitet.

Hinsichtlich der Gesundheitsfalle sind es vor allem vier Denkfehler, denen wir uns nur allzu gern ausliefern. Einmal denken wir gern, die Krankheitsbekämpfung selbst würde uns gesund machen, während sie in Wirklichkeit nur die Beihilfe dafür leistet, es ermöglicht, dass Gesundsein sich uns ergibt. Zum anderen sind wir ja nicht nur ausnahmsweise, sondern eher dauerhaft in Auseinandersetzung mit irgendwelchen Erkrankungen oder Behinderungen, sodass Gesundheit diesbezüglich nur heißen kann, mit unseren Krankheiten leben zu lernen. Friedrich Nietzsche schrieb: »Gesundheit ist dasjenige Maß an Krankheit, das es mir noch erlaubt, meinen wesentlichen Beschäftigungen nachzugehen.« Hier könnte man fast meinen, dass es für Nietzsche zwar ein Zuviel, aber auch ein Zuwenig an Leiden gebe, was ihn daran hindere, Wesentliches zu tun, gesund zu sein. Drittens gaukeln wir uns gern vor, die

Medizin könne uns unsere Gesundheit *wieder*geben. Damit attestieren wir uns Lernunfähigkeit, was die Wiederholungsgefahr erhöht. Denn nach einer Krankheit, die wirklich diesen Namen verdient, ist niemand von uns mehr der, der er war. Die Krankheitserfahrung hat ihn verändert, zu einem anderen gemacht, er wird eine andere Gesundheit haben – sowohl körperlich (was das Immunsystem angeht) als auch biographisch. Die Krankheit ist vielleicht als lückenlose Kausalkette zu erklären; sie ist mir aber auch widerfahren, sodass ich sie jetzt zu be- und verantworten, sie teils zu beeinflussen, teils hinzunehmen und dies auch noch zu unterscheiden habe, um über diese Erfahrung meinen Lebensstil weiterzuentwickeln. Viertens schließlich kann selbst der Sieg über eine Krankheit, auch ein erfolgreiches Präventionsprogramm, ungewollt die Gesundheit dauerhaft beeinträchtigen, wenn nämlich eine hypochondrische Überaufmerksamkeit auf das Selbst und nicht »selbstvergessenes Weggegebensein« das Ergebnis ist, wenn man Gesundheit für einen Stoff hält, den man nicht als Gabe zu empfangen hat, sondern sich aneignen und immer mehr davon haben will. Dazu passt ein Satz von François La Rochefoucauld: »Eine allzu gesunde Lebensweise ist in sich schon eine Krankheit.«

Eine der Gesundheit des Kranken dienende Behandlung muss daher immer beide Weisen des auch leiblichen Außersichseins des Patienten als Ziel haben: einmal die – woran wir eher denken – Aktivierung des Leibes im Sinne von Selbsterhaltung, Genussfähigkeit, Aneignung und Verfügbarmachung von Anderem, von Selbst- und Weltkontrolle. Zum anderen aber auch die – woran wir weniger denken – Passivierung seines Leibes im Sinne von leiblich-sinnlicher, seelischer, affektiv-emotionaler, leidenschaftlicher, dispositiv-charakterlicher Öffnung, Verwundbarkeit, Empfänglichkeit, Gastlichkeit für den Anderen und das Andere, bis der Patient sich vom Antlitz des ihm Anderen neu berühren und befehlen lässt.

All dies sind erste Schritte auf dem Weg einer Heilung der Medizin, damit wir uns der Gesundheitsfalle entledigen können. Aber machen wir uns nichts vor: Weit attraktiver ist für uns bis auf weiteres – ob als Arzt oder als Patient – die Gesundheitsfalle selbst. Der französische Philosoph Pascal Bruckner beschreibt in *Ich leide, also bin ich – Die Krankheit der Moderne* die Angst von uns heutigen Menschen vor Abhängigkeit, vor allem dem »Außen«, vor Transzendenz so: »Wir neigen dazu, uns als Opfer äußerer widriger Umstände selbst zu bemitleiden (Selbst-Viktimisierung) und bevorzugen die Rolle des jammernden, elenden, missgelaunten Kleinkinds (Selbst-Infantilisierung). Je weniger wir riskieren, außer sich zu sein, sich Anderem hinzugeben und daran wirklich zu leiden, desto mehr vermuten wir, an uns selbst zu leiden, woher auch die Neigung kommt, bei Schwierigkeiten Medikamente einzunehmen und jegliches Unbehagen durch Tabletten auszuschalten oder Beruhigungsmittel zu Allheilmitteln zu machen.« Die Selbsteinmauerung des Einzelnen in seine für abschließbar gehaltene Innenwelt wird zum »Paradox eines Egoismus, der das Ego noch umbringen wird, weil er es um jeden Preis bewahren und vor jeglicher Unbill schützen will. Der Beweis: Je weiter sich Sicherheit ausbreitet, desto größer wird das Bedürfnis, sich gegen eine vielgestaltige Feindlichkeit zu wehren, die von überall her kommen kann. Je weniger er sich der Gefahr ausliefert, desto mehr glaubt der Mensch von heute sich von ihr bedroht. Die Angst vor Krankheit hat mit der Zeit zu einem Aufschwung der Wissenschaft geführt; der Fortschritt in der Medizin erzeugt geradezu eine irrationale Angst vor jeder Art von Krankheit, bis wir anfangen, unter unserer Gesundheit zu leiden.« In der Medizin wächst »die imaginäre Gefahr, während wir die echten Gefahren immer mehr in den Griff bekommen. Jenseits einer gewissen Schwelle wandeln sich die Instrumente unserer Befreiung in Hilfsmittel unserer Erniedrigung. Wir erleben das Ende der großen Befreiungsrevolte … Die Forderung nach Autonomie verkommt zu einer heftigen Suche nach Hilfe. … Wer Herr seiner selbst und der Welt sein wollte, wird Sklave seiner eigenen Ängste, hat keine andere Kraftquelle mehr als den Hilferuf und lebt nur noch, indem er sich auf die verschiedensten Arten von Krücken stützt.«[2]

Vorher müssen wir aber noch herausfinden, wie es dazu gekommen ist, dass die Ärzte heute selbst zu den prominentesten Opfern ihrer eigenen Denkfehler, Krankheiten besiegen und Gesundheit herstellen zu können, geworden sind. Die fortschrittsbegeisterten Ärzte ließen sich nämlich dazu verführen, den Kern ihres ureigenen Auftrags, die Sorge und die Verantwortung für den Einzelnen, zurückzustellen zugunsten von Vorsorgeprogrammen, mit deren Hilfe die Gesundheit der Gesamtgesellschaft viel nachhaltiger verbessert werden könnte. Was sich im Einzelfall, zum Beispiel im Impfwesen, bewährt hatte, sollte für die Bekämpfung aller Krankheiten und die Perfektionierung der Gesundheit aller verallgemeinert werden – mit dem Ziel einer leidensfreien Gesundheitsgesellschaft, in der jeder Bürger das Gesundheitssystem mit der Erwartung verknüpft, ihm gegenüber ein einklagbares Recht auf Gesundheit zu haben. Der amerikanische Medizinethiker Warren T. Reich hat in einem unveröffentlichten Vortrag in Freiburg am 12. Oktober 1997 aus Anlass des 50. Jahrestags des Nürnberger Ärzteprozesses unter dem Titel »Verrat an der Fürsorge« nachgewiesen, dass die Nazi-Mediziner die Ersten waren, die eine leidensfreie Gesundheitsgesellschaft verwirklichen wollten, indem sie das, was zu ihrer Zeit wissenschaftlich als Gesundheit galt, standardisierten und über geeignete Programme für die gesamte Bevölkerung verbindlich machten. Reich klagt uns alle, nicht zuletzt die Ärzte, an, dass wir bis heute nicht hinreichend bereit waren, aus dem totalitären Verfahren der Nazi-Medizin zu lernen, dass man vielmehr heute in den USA und auf der ganzen Welt weiterhin von diesem Verfahren begeistert sei, wobei heute nur das, was wissenschaftlich als Gesundheit gilt, teilweise anders standardisiert wird.[3]

Wie faszinierend ist aber auch der Gedanke, dass die mühselige Suche nach der Pathogenese, der Entstehung und Entwicklung einer Krankheit, in jedem Einzelfall zunehmend ersetzt werden könne durch die Herstellung der Gesundheit, der »Salutogenese«[4] für alle. Nur dass jetzt die Vertreter anderer Wissenschaften mit Recht sagen, dass die Medizin als Wissenschaft zwar für die Pathogenese geeignet sei, nicht jedoch für die Salutogenese, eben weil sie eine individuozentrische Erfahrungswissenschaft sei, ungeeignet für Gesellschaftsprogramme. Es können dies die Vertreter von Wissenschaften wie Soziologie, Psychologie, Wirtschaftswissenschaften und Jurisprudenz sein – kurz: die Gesundheitswissenschaftler. Deshalb spielt die Medizin, spielen die Ärzte in den diversen Gesundheitsreformen der letzten zehn Jahre immer weniger eine Rolle, sind mehr Objekte von Planspielen der Systemforscher. Schon die Benutzung des Wortes »Krankheit« wird am liebsten vermieden, weshalb eben das Krankheitsbewältigungssystem »Gesundheitssystem« heißt. Aber auch Krankenkassen nennen sich »Gesundheitskassen«. Und selbst die Krankenschwester heißt nach der neuen Berufsordnung »Gesundheits- und Krankenpflegerin« – auf heißen Wunsch ihrer eigenen Berufsverbände; man will ja den Anschluss an die so profitable Gesundheitsfalle nicht verlieren.

Auch wenn die Ärzte als Krankheitswissenschaftler mit dem Verrat an der Sorge für die Krankheit des Einzelnen zugunsten der Vorsorge für die Gesundheit aller angefangen haben, können die Gesundheitswissenschaftler dieses Spiel (wobei hier die Theorie top-down methodisch die Erfahrung bottom-up schlägt) viel überzeugender spielen. Hier sind die Ärzte inzwischen rettungslos abgehängt. An ihnen vorbei wird das Gesundheitssystem im Einklang mit Politik und Wirtschaft zunehmend wissenschaftlich formalisiert – aber auch dies mit gefährlichen Folgen für alle:[5] Erstens wird mehr als früher im direkten Durchgriff, ohne die »Rüttelstrecke« der Erfahrung, aus der Theorie ein Gesetz; zweitens werden ziemlich willkürlich aus der internationalen Diskussion einzelne Versatzstücke ausgewählt; drittens unhistorisch und unkritisch mit eindimensionaler Gewissheit unserem eigenen Medizinsystem aufgepfropft; dabei wird viertens ignoriert, dass die medizinischen Berufe für den Umgang mit komplexen, nicht standardisierbaren Situationen geschaffen sind und ihre gesellschaftsstabilisierende Rolle nur bei Gewährleistung beträchtlicher Eigendynamik spielen können; was fünftens in einer sich individualisierenden Gesellschaft besonders wichtig wäre; sodass sechstens paradoxerweise das Medizinsystem immer perfekter, formal-rationaler wird, zugleich aber immer krankmachender, weil vor lauter Rationalisierungsbegeisterung der Kern ärztlicher Tätigkeit, nämlich die freie Verantwortung für den jeweils einzelnen Anderen, als altmodisch gleich mit wegrationalisiert wird.

Ähnlich war schon das Schul- und Bildungssystem im Sinne betriebswirtschaftlicher Rationalität perfektioniert, nur zugleich von seinem Kern freier pädagogischer Verantwortung und damit der Autorität des Lehrers entleert worden, etwa mit PISA als Folge.

Wem wann die Schuld an dem Paradoxon gegeben wurde, dass mit der Verbesserung der medizinischen Versorgung die Bewertung der eigenen Gesundheit schlechter wird[6], lässt sich ganz gut an der Entwicklung der Medizinkritik Ivan Illichs ablesen. 1975 hatte er deswegen vor allem die Medizin angeklagt, Ende der achtziger Jahre mehr die Erwartungshaltung und Individualisierung der Bevölkerung, während er bis zu seinem Tod 2002 vor allem den systemwissenschaftlichen Experten das insgesamt unbefriedigende Ergebnis vorwarf.[7)]

Spaßeshalber hat der Psychiater Manfred Lütz unser aller völlig überzogene Heilserwartungen an die Gesundheit als Religionsersatz beschrieben: »Wenn heute überhaupt etwas auf dem Altar steht, angebetet und mit allerhand schweißtreibenden Sühneopfern bedacht wird, so ist es die Gesundheit. Unsere Vorfahren bauten Kathedralen, wir bauen Kliniken. Unsere Vorfahren machten Kniebeugen, wir machen Rumpfbeugen. Unsere Vorfahren retteten ihre Seele, wir retten unsere Figur. Es fehlt auch nicht an Protagonisten: selbst ernannten Päpsten, ergebenen Gläubigen, Hohepriestern des Wohlergehens, Zuchtmeistern, Asketen, Heiligen, Inquisitoren. Keine Frage, wir haben eine neue Religion: die Gesundheitsreligion.«[8] Dazu passt der wissenschaftliche Schwachsinn, der immer wieder durch alle Gazetten geht, dass angeblich Gebete für die Gesundheit gut seien.

Was kann uns aus solchem Taumel erwecken? Was kann uns – gesundheits-besoffen – wieder nüchtern machen? Was kann uns alle und zugleich die Medizin aus der Gesundheitsfalle befreien, die ja auch nur eine, wenn auch wichtige Spielart der »Fortschrittsfalle« ist?[9] Geeignet scheint mir hierfür zunächst eine Formulierung des Internisten Klaus Dietrich Bock, deren Schlichtheit geradezu provozieren mag: »Krankheit lässt sich allgemein, überindividuell definieren als Störung der Lebensfunktionen, die sich in großer, aber gut beschreibbarer Vielfalt manifestieren kann. Gesundheit dagegen ist verborgen (Gadamer), eine positive Definition ist nicht möglich. Sie ist das ›Schweigen der Organe‹ einschließlich des unmerklichen Tätigseins von Geist und Seele. Wir werden ihrer – objektiv und subjektiv – erst gewahr, wenn sie abhanden kommt. Das geschieht durch Krankheit, und so sollten wir es bei der negativen Definition von Gesundheit als Abwesenheit von Krankheit belassen.«[10] Das letzte Wort zu dieser meiner ersten These, die eine Art Rahmenthese ist, weil es hier um unsere Grundhaltung geht, soll noch einmal Gadamer haben: »Was ist Wohlsein, wenn es nicht genau dies ist, dass man nicht auf es hingerichtet ist, sondern unbehindert offen und bereit ist für alles, ... sich so wegzugeben und das Andere ganz da-sein zu lassen.«[11]

2

Gesundheit ist ohne Leiden nicht zu haben

Nur allzu viel ist ungesund – und allzu wenig; auf dieser Basis schließen mündige Bürger und mündige Ärzte ein »Bündnis gegen die Gesundheitsfalle«

Eigentlich ist das doch klar: Noch nie hat ein Mensch freiwillig, ohne Not, ohne dass ihm etwas Schmerzliches, Ärgerliches widerfahren wäre, etwas für ihn Wesentliches gelernt, sein Leben verändert, sich etwas Neuem und damit Fremdem ausgesetzt. Natürlich kann dabei jedes Leiden so stark und destruktiv werden, dass es der Anerkennung als Krankheit bedarf, die mir entweder durch Therapie ausgetrieben wird oder mit der zu leben ich lernen muss. Heute ist es aber schwer, bei dem großen Geschäft der »Enteignung der Gesundheit« nicht mitzumachen, mich nicht aus einem Gesunden in einen therapiebedürftigen Kranken umwandeln zu lassen.

Dazu ein Selbstversuch, den jeder wiederholen sollte: Ich habe aus zwei Zeitungen zwei Jahre lang alle Berichte über wissenschaftliche Untersuchungen zur Häufigkeit behandlungsbedürftiger psychischer Störungen gesammelt, etwa Angst, Depression, Essstörung, Schmerzen, Süchte, Schlaflosigkeit oder Traumata. Danach habe ich die für jede Störung ermittelten Prozentzahlen addiert: Ich kam auf 210 Prozent. Jeder Bundesbürger wäre also wegen mehr als zwei psychischen Störungen therapiebedürftig! Die von den bekanntesten Forschungsinstituten stammenden Studien intendierten bei dem Leser in der Regel zunächst ein

Erschrecken über den hohen Prozentsatz der jeweiligen Einzelstörung, um ihn dann wieder zu entlasten, weil es heute doch dagegen die zauberhaftesten Heilmethoden gäbe, fast immer in der Kombination von Psychopharmaka und Psychotherapie, damit auch jeder davon profitieren kann.

Was soll man dazu sagen? Zunächst besteht die Gemeinheit dieser Befunde darin, dass man davon ausgehen kann, dass in jeder Untersuchungsgruppe sich auch einzelne Bürger befinden, für die die Therapiebedürftigkeit voll und ganz zutrifft, und ich kann nicht sicher sein, nicht zu diesen zu gehören. Denn dass man die zugrunde gelegten Auswahlkriterien auch auf solche Bürger ausgedehnt hat, die gar nicht so therapiebedürftig sein können, dieser Unsinn ergibt sich erst aus der Addition. Das Gesamtergebnis, von dem man ja sicher sein kann, dass es so beim besten Willen nicht stimmen kann, ist deprimierend und befreiend. Deprimierend, weil man jetzt weiß, dass es kaum wertneutrale, von ökonomischen Interessen unabhängige Forscher gibt, dass der Therapiebetrieb sinnlos und menschenschädigend aufgebläht ist, und weil man jetzt weiß, wie die Enteignung der Gesundheit, die »Kolonisierung der Lebenswelt« der Bürger funktioniert. Aber ebenso befreiend, weil ich mich nun auch als Laie mit guten Gründen über die einschüchternde Seriosität von Wissenschaftsbefunden wie von Therapieangeboten lustig machen darf. Zwar darf ich nie das Kind mit dem ganzen Bade ausschütten, doch habe ich jetzt ein gutes Stück gesunder Skepsis, Unabhängigkeit und Wahlfreiheit wiedergewonnen, bin für ein »Bündnis gegen die Gesundheitsfalle« bündnisfähig, egal, ob ich Bürger oder Arzt bin. Nebenbei bemerkt: Hören wir nicht immer wieder von einem Kostenproblem in der Medizin?

Wie die Umwandlung von Gesunden in Kranke alltäglich funktioniert, hat der internistische Hausarzt Wilfried

Deiß aus eigener Erfahrung einfühlsam beschrieben: Insbesondere Ärzte haben ein »heimliches Interesse daran, auch leichte Störungen als Krankheiten zu handhaben. Harmlose Muskelverspannungen und Cholesterinerhöhungen werden zu Gründen für regelmäßige Arztbesuche. Bei harmlosen Erkältungskrankheiten werden anstatt Ruhe und Tee diverse mehr oder weniger unwirksame Säfte und Pillen verordnet. Gleichzeitig wird der verhängnisvolle Prozess der Fixierung in Gang gesetzt: Menschen reagieren auch bei leichten Störungen mit übertriebener Sorge und Angst, verlieren das Vertrauen in ihren Körper und glauben fortan, bei jeder nur erdenklichen Störung des Wohlbefindens ärztliche Hilfe aufsuchen zu müssen. Die übertriebene Sorge um die eigene Gesundheit wird hier selbst zur Krankheit. Im Laufe der Jahre geht die Fähigkeit verloren, unabänderliche Störungen hinzunehmen, mit ihnen zu leben, anstatt dauernd und chancenlos gegen sie zu kämpfen. Wir vergessen, dass trotz eines noch so erfolgreichen Medizinsystems das Leiden unabänderlich zum Menschsein dazugehört«.[12]

Um die Fallensteller leichter und besser zu erkennen und um uns von ihren Gesundheitsfallen, die inzwischen unseren Weg auf Schritt und Tritt säumen, besser fernhalten zu können, will ich im Folgenden einige von ihnen exemplarisch beschreiben:

1. In den letzten Jahrzehnten ist die Wirksamkeit schmerztherapeutischer Verfahren dramatisch gesteigert worden. Es gibt kaum noch einen Schmerzzustand, dem nicht angemessen begegnet werden kann. Im selben Maße hat sich jedoch die Zahl der Schmerzkranken nicht etwa verringert, sondern im Gegenteil geradezu inflationär vergrößert. Wie ist das möglich? Unabhängig davon, dass beispielsweise mancher Krebskranke

auch heute noch frühzeitiger und großzügiger auf Morphinpräparate eingestellt werden müsste, hängt dieses Paradoxon etwa damit zusammen, dass gerade die Therapieerfolge die Erwartung und den Rechtsanspruch auf Herstellbarkeit von Schmerz- beziehungsweise Leidensfreiheit auslösen. Deshalb werden Schmerzen schon bei immer geringerer Intensität nicht mehr als gesund, als normale Befindlichkeitsstörung oder als schicksalhaft erlebt, sondern als immer unerträglicher. (Dabei gibt es übrigens erfahrene Mediziner, die daran zweifeln, ob es heute tatsächlich unerträgliche Schmerzen gibt.) Damit werden die Schmerzempfindungen – eine völlig normale Sinnestätigkeit – nicht mehr als positiv wichtige Signale für Gefahren oder auch nur als Widerstände im Rahmen einer gesunden Lebensführung gewertet, sondern nach der »Ethik des Heilens« als Krankhaftes und damit von Experten chemisch oder psychisch Wegzumachendes aus dem eigenen Kompetenzbereich ausgegrenzt. Während bisher der eigene Umgang mit Störung, Schmerz oder Leiden auch Quelle einer kreativen Leistung sein konnte, tritt dies jetzt zurück zugunsten dem fiktiven Ideal einer nur noch selbstbezogenen, unendlich steigerungsfähigen Gesundheit als unendlich steigerungsfähige Schmerz- und Leidensfreiheit. All dies wird nun noch dadurch potenziert, dass Diagnostik und Therapie des Schmerzes zu einer eigenständigen medizinischen Fachdisziplin institutionalisiert werden und damit Eigeninteresse gewinnen.

2. Auf ähnliche Weise und mit ähnlich katastrophalen Folgen wird das Terrain des Gesunden auch auf dem Gebiet anderer Störungen fortlaufend verkleinert, das Terrain des Krankhaften also künstlich aufgebläht. Das gilt etwa für den Umgang mit Schlafstörungen, Essstörungen[13], Angst und Aufmerksamkeitsstörungen (bei Kindern),

aber auch für unerwünschte Kinderlosigkeit oder bestimmte Schönheitsmängel.

3. Der klinische Pharmakologe Frank P. Meyer fragt sich: »Warum werden gesunde Menschen durch unbiologische und unphysiologische Grenzwerte (Blutdruck, Lipide) in die Nähe von Krankheit und Therapiebedürftigkeit gerückt?« Er weist diesen auch durch die Interessen der Industrie bedingten Missbrauch von Patienten nach, etwa für Hochdruckkranke, aber auch für die Hormonbehandlung in der Menopause und für die Behandlung der Altersdementen mit Antidementiva, die zum Teil zwar nicht ganz unwirksam sind, jedoch so wenig wirksam, dass man von einer Wirkung so recht nicht sprechen kann. Hinsichtlich dieses wie auch anderer Felder spricht er von einer »Übertherapie«. Die mangelnde Zusammenarbeit der Patienten mit den Ärzten (Non-Compliance) als beliebte Erklärung der Ärzte für therapeutische Erfolglosigkeit wendet er gegen die Ärzte selbst, da hier in Wirklichkeit häufig mangelnde Zusammenarbeit der Ärzte mit dem Patienten vorliegt. So formuliert er als anstehendes Lernprogramm: »Werden es die Ärzte zu Beginn des 3. Jahrtausends lernen, persönliche Erfahrungen mit wissenschaftlichen Erfahrungen zu verknüpfen, um ihre Patienten rational und individuell behandeln zu können?«[14]
4. Genauso gibt es aber auch eine »Überdiagnostik«: Denn die Anzahl der an einem Patienten vorgenommenen Untersuchungen entscheidet über die Wahrscheinlichkeit, ob er zum Schluss eine Diagnose haben wird, also ob er zu den Gesunden oder zu den Kranken zu rechnen ist. In diesem Bereich eröffnen die fahrlässigerweise immer noch nicht gesetzlich geregelten prädiktiven Gentests eine neue Dimension: Sie bescheren uns eine bislang noch nicht existierende Bevölkerungsgruppe, näm-

lich die der »Noch-nicht-Kranken«, denen man mit einer so verordneten Existenz, gleichsam auf einer Zeitbombe lebend, ihr gesundes »selbstvergessenes Weggegebensein« wohl erfolgreich ausgetrieben haben dürfte.

5. Während der Moderne (seit 1800) bestand in der Arbeitswelt bei Vollbeschäftigung eine »gesunde Mischung« von leistungsmäßig Stärkeren und Schwächeren im Sinne der Normalverteilung. Dieses Verhältnis wird spätestens seit 1980 durch eine wettbewerbsbedingte gnadenlose »Entmischung« ersetzt. Im Arbeitsbereich entstand eine Monokultur der Leistungsstärkeren, während die Langzeitarbeitslosen zunehmend eine Monokultur der Leistungsschwächeren darstellten. Aber die Gesundheit wird zunehmend beiden Monokulturen ausgetrieben, den Stärkeren, weil sie zu viel, den Schwächeren, weil sie zu wenig zu tun haben. Der Psychiater Hinderk Emrich hat dies an Büroarbeitern untersucht, deren Belastung in 15 Jahren um ein Drittel gestiegen ist.[15] Und die Deutsche Angestellten-Krankenkasse verzeichnet in ihrem »Gesundheitsreport 2002« einen Anstieg der durch psychische Erkrankungen verursachten Arbeitsfehltage um rund 50 Prozent innerhalb der letzten fünf Jahre.[16]
6. Dieses Entmischungsprinzip hatte aber schon im 19. Jahrhundert gesundheitsschädigende Auswirkungen für alle Beteiligten. Um nämlich alle Erwerbsfähigen aus den Familien der durch die Industrialisierung zum ersten Mal möglich werdenden Vollbeschäftigung zuführen zu können, mussten sie von der Sorge für die sorgebedürftigen Familienmitglieder befreit, ent-sorgt werden. So entstanden flächendeckende Netze sozialer Institutionen für Sieche, geistig Behinderte, Körperbehinderte, psychisch Kranke und Altersverwirrte. So unsichtbar gemacht, gehörten die Sorgebedürftigen und die Verantwortung

für sie nicht mehr zu der als gesund empfundenen normalen Lebenswelt. Das führte zu einer Entwertung der institutionalisierten Bürger auf der einen Seite und der Instanzen der bisherigen Sozialgesellschaft (Familie, Nachbarschaft, Kommune) auf der anderen Seite.

7. Ähnlich verhält es sich mit den Alten und Altersverwirrten. Diese haben sich dank des medizinischen Fortschritts zwar erst im 20. Jahrhundert zu einer nennenswerten Bevölkerungsgruppe vervielfacht, manche sagen epidemisch inflationiert, was uns emotional und finanziell überfordere. Für unseren jetzigen Zusammenhang ist es aber wichtiger, dass man noch um 1900 aus dem Krankenhaus zum Sterben nach Hause ging, während man heute in der Regel im Krankenhaus oder im Heim stirbt. Da man zudem in jetzigen Zeiten nicht mehr in jedem Lebensalter gleich wahrscheinlich, sondern fast nur noch im Alter stirbt, gilt auch hier: Sterben und Tod sind institutionell unsichtbar geworden, gehören nicht mehr zur als normal und gesund erfahrenen Lebenswelt. Dadurch konnte mangels sinnlicher, pathischer Anschauung die Angst vor dem Sterben und dem Tod irreal zunehmen – mit allen fatalen Folgen für die Gesundheit, wie etwa dem Wunsch nach aktiver Sterbehilfe oder der mangelhaften Fähigkeit der Bürger, ihr Leben von ihrem Tod, von ihrer Endlichkeit her zu begreifen und sich selbstvergessen wegzugeben: »Wer leben will, ohne zu sterben, wird sterben, ohne gelebt zu haben.«[17]
8. Aber auch der andere, noch größere, reale medizinische Fortschrittserfolg, nämlich die therapeutische Beherrschbarkeit vieler Akuterkrankungen, hat das Terrain des Gesunden mehr verkleinert als vergrößert. Denn viele von denen, die früher gestorben wären, leben heute weiter, jedoch oft in der ebenfalls erst im 20. Jahrhundert mengenmäßig neuen menschlichen Seinsweise des chro-

nisch-Krankseins, Tendenz steigend, sodass chronisch Kranke bald den ärztlichen Normalfall darstellen, ohne dass die Medizin schon die dafür angemessene Einstellung gefunden hätte.

9. Seit Rechtsanwälte, Psychologen, Pädagogen, Sozialarbeiter von der gesetzlichen Betreuung (vormals Vormundschaft) leben können, hat sich in zehn Jahren die Zahl der Betreuten auf etwa eine Million mehr als verdoppelt. Der entsprechende Berufsverband will natürlich weiter expandieren, hält daher sechs Millionen Bundesbürger für betreuungsbedürftig. Ist es dann verwunderlich, dass man von der vornehmsten gesetzlichen Aufgabe der Betreuer, nämlich Betreuungen überflüssig zu machen und eine gesunde Autonomie zu fördern, kaum etwas hört?
10. Die zunehmende Überantwortung der Gesundheit an die Wirtschaft zwingt zur Erschließung immer neuer Märkte. Das Ziel muss letztlich die Umwandlung aller Gesunden in Kranke sein, also in Menschen, die sich möglichst lebenslang sowohl chemisch-physikalisch als auch psychisch für behandlungsbedürftig halten, um »gesund leben« zu können. Das gelingt im Bereich der körperlichen Erkrankungen schon recht gut, im Bereich der psychischen Störungen aber noch besser. Denn hier gibt es keinen Mangel an Theorien, nach denen fast alle nichtgesund sind, vor allem, wenn das »vollständige Wohlbefinden« fehlt. Das zeigt einmal mehr, wie fragwürdig die analoge Übertragung des Krankheitsbegriffs vom Körperlichen auf das Psychische ist. Wo partout keine Bedürfnisse sind, muss man solche künstlich herstellen, was mit entsprechenden Werbestrategien auch gelingt (»An ill for every pill«). Auch hierfür einige Beispiele:
   - Die Angst, zuständig für die Signalisierung noch unklarer Bedrohungen, ist zwar unangenehm, jedoch

vital notwendig und daher kerngesund. Nur durch falschen Umgang mit der Angst (Abwehr, Verdrängung) kann die dann auch krankheitswertige Angst vor der Angst entstehen. In den siebziger und achtziger Jahren jedoch hat man die Angst als Marktnische und damit selbst als erkrankungsfähig definiert und flugs etliche neue Krankheitseinheiten konstruiert – mit vielen wunderbaren Heilungsmöglichkeiten für die dafür dankbaren Patienten. »Soziale Phobie« ist, da potenziell allumfassend, besonders geeignet, denn wer könnte nicht Schwierigkeiten bei Sozialkontakten haben?

- Seit den neunziger Jahren ist erkannt worden, dass die Depression weltweit unzureichend vermarktet wird. Eine Art Rasterfahndung nach bislang unentdeckt gebliebenen Depressiven – wohlgemerkt profitieren auch immer einige Menschen von solchen Strategien, die meisten nehmen jedoch durch zusätzliche Etikettierung in ihrer Gesundheit Schaden – hat beispielsweise in den USA dazu geführt, dass sich von 1987 bis 1997 die Zahl der wegen Depression Behandelten von 1,7 auf 6,3 Millionen fast vervierfacht hat. In einer sorgfältigen Untersuchung wurde herausgefunden, dass für diesen Sprung nur die aggressive Werbung für Antidepressiva kausal entscheidend war.[18]
- Inzwischen hat die Psychotrauma-Therapie den imperialistischen Anspruch, möglichst alle menschlichen Krisen und Schicksalsschläge durch Traumatisierung (früheres Gewalterlebnis, Missbrauch, Misshandlung) zu erklären und zu therapieren. Auch hiervon können wenige profitieren, während die meisten durch potenziell lebenslange punktuelle Aufmerksamkeitsfixierung auf das Ereignis, das sie zum

Opfer gemacht hatte, Schaden nehmen, selbstvergessenes Weggegebensein ist fortan erschwert. Bei jeder Katastrophe sind heute Opfer wie Helfer den öffentlichkeitswirksamen und verstehenswütigen Psychoattacken der Experten praktisch zwangsweise, weil wehrlos, ausgesetzt. Dass jemand einen wirklich schweren Schicksalsschlag am liebsten allein oder mit seinen Nächsten durchleiden will, ist von den Traumaexperten als ungesund entlarvt. Die Medien achten darauf, dass niemand ohne Therapeut bleibt. Nach dem Erfurter Amoklauf blieb einer Schülerin die Äußerung vorbehalten, das Schrecklichste seien eigentlich die Psychologen gewesen, die das Alleinsein mit sich selbst und/oder mit Freunden/Angehörigen mit den raffiniertesten Tricks zu verhindern versucht hätten. Auch noch nach über einem Jahr sind 50 Psychotherapeuten mit den Schülern und Lehrern beschäftigt. Sehr ausgewogen hat Jan Philipp Reemtsma bedacht, selbst einstiges Opfer einer Geiselnahme, wie die an sich begrüßenswerte heutige soziale Zuwendung nicht nur zu den Tätern, sondern auch zu den Opfern, durch zu vorschnelle therapeutische und finanzielle Bemächtigungstechnik wieder entwertet werden könne.[19]

- Durch Thematisierung der beim Schnarchen anfallenden Schlafapnoe ist es in wenigen Jahren gelungen, ein flächendeckendes System von Schlaflabors, die Institutionalisierung einer neuen medizinischen Spezialität und ein Millionengeschäft zustande zu bringen – ein Aufwand, von dem vielleicht ein Zehntel sinnvoll gewesen wäre.
- Der Mediziner Ray Moynihan hat recherchiert, über welche Stufen für die möglichst breite Anwendbarkeit eines neuen Medikaments in der Zusammenar-

beit von Industrie und Wissenschaft eine neue Krankheit, die »sexuelle Dysfunktion« bei Frauen, hergestellt wurde, womit Verhaltens- und Erlebnisweisen, die bisher überwiegend zum Gesunden gehörten, auf einmal zur Krankheit kolonisiert wurden.[20]

- Dass die Anti-Aging-Programme überwiegend ein Geschäft mit der Angst vor dem Altern sind, hat sich schon halbwegs herumgesprochen.

Bei alledem suchen die Gesundheitsfallensteller besonders gern mit wissenschaftlichen top-down-Ködern zu überzeugen, indem sie vom Menschbild des *Homo oeconomicus* ausgehen, das heißt von Vorgaben theoretischer, planerischer oder wirtschaftlicher Rationalität aus den größten Nutzen für die größte Zahl versprechen. So wird über Empfehlungen von Experten etwas Gesundes als in Wirklichkeit Krankhaftes und daher Besserungsfähiges entlarvt oder es wird von der Steigerungsfähigkeit alles Gesunden ausgegangen. Die bottom-up-Gegenkontrolle, die von der individuellen Erfahrung ausgeht, wird dagegen eher als unwissenschaftlich abgetan. So kann etwa eine wissenschaftliche oder industrielle Innovation höchst segensreich bei einer schweren Ausprägung einer Erkrankung sein; sie wird aber des größeren Marktes wegen auch bei geringerer Intensität derselben Krankheit angewandt, obwohl dies eigentlich nicht indiziert wäre. (Das Antibiotikum bei leichter Grippe ist sprichwörtlich.) Oder man macht ein knappes Gut so attraktiv, dass man stillschweigend davon ausgeht, dass besser informierte, gesprächsfähigere oder kaufkräftigere Patienten es eher ausprobieren wollen, auch wenn sie es nicht brauchen. Dass die Morbidität und Mortalität bei fast allen ernsthaften Erkrankungen auch heute noch in den unteren sozialen Schichten höher ist, weckt dagegen kein wirkliches Interesse. Und unter dem künstlichen, aus biopolitischen Interessen konstruierten Begriff der »Lebenswissenschaften« hat man, unter Ausgrenzung der hier störenden »alten« Humanwissenschaften, all die Bestrebungen zusammengefasst, die die »natürlichen« Grenzen des Menschen sprengen und seine Gesundheit für grenzenlos verbesserungsfähig halten wollen.

Das »Bündnis gegen die Gesundheitsfalle« hat es also nicht leicht. Ärzte und Bürger sind jetzt aber vielleicht ein wenig aufgeklärt, also mündiger und wissen besser, wie die gefährlichsten Fallen zu erkennen sind.

3

Gesundheit braucht Vorsorge

Wir Bürger wollen Vorsorge – persönlich für unseren Lebensstil, solidarisch gegen eine Krankheit, jedoch nicht zur Enteignung unserer Lebenswelt

Vorbeugen ist besser als Heilen – was ist einleuchtender als das? Wenn Gesundheitspolitiker (die eigentlich »Krankheitspolitiker« heißen müssten) punkten wollen, fordern sie Prävention. Großer Beifall ist ihnen sicher – nur dass sich hinterher kaum etwas tut. Dies der Halsstarrigkeit und dem mangelnden Gesundheitsbewusstsein (das eigentlich »Krankheitsbewusstsein« heißen müsste) der Bürger oder dem Egoismus der Ärzte anzulasten, ist zwar beliebt, jedoch ein Denkfehler. Die großen Erfolgsstorys der staatlichen Impfprogramme zur Beseitigung der schlimmsten Infektionskrankheiten sind schlagende Gegenbeweise. Eher könnte man schon ein Sträuben der Bürger dagegen vermuten, zunächst ihr individuelles Verhalten und dann ihre gesellschaftlichen Verhältnisse gesundheitswissenschaftlich standardisieren und damit kollektivieren und enteignen zu lassen. Das aber wird gefordert, um die heutigen Volkskrankheiten, wie Herzerkrankungen und Krebs, weniger wahrscheinlich werden zu lassen. Eher würden die Bürger schon mit sich reden lassen, wenn die Prävention in Gestalt von Gerechtigkeitsprogrammen daherkäme, um soziale, ökonomische und bildungsmäßige Chancengleichheit zu verwirklichen. Hinzu kommt noch die Diktatur des Marktes: Wenn bei uns die Lebensmittelindustrie doppelt so viel produziert, wie wir brauchen, weshalb ihre Werbung befiehlt »Esst nicht weniger, sondern mehr« und »Esst nicht dieses, sondern jenes«, dann sind die rationalsten Ernährungsempfehlungen chancenlos, buchstäblich zum Totlachen, für uns wie für die Entwicklungsländer. Zu schweigen davon, dass selbst solche Ratschläge oft genug von den Interessen der Industrie gesteuert sind.

Die Sache mit der Prävention ist aber noch komplizierter, wie die Geschichtsperspektive zeigt: Da der Mensch immer schon ein nicht-festgestelltes (Friedrich Nietzsche), weltoffenes (Arnold Gehlen) und exzentrisches (Hellmuth Plessner) Tier/Lebewesen gewesen ist, waren wir immer schon darauf angewiesen, unserer verletzlichen Natur gegenüber künftigen Widrigkeiten vorsorgend, präventiv beizustehen. Umso mehr wirkte die Verwissenschaftlichung der Medizin ab dem Anfang des 19. Jahrhunderts wie eine menschheitsgeschichtliche Befreiung von der Abhängigkeit sowohl von der äußeren als auch von der inneren Natur. Begeistert von atemberaubenden therapeutischen Erfolgen, begaben sich die Bürger nun in eine neue, nun moderne Abhängigkeit, in die von medizinischen Experten. Und ebenso begeistert von sich selbst, schrieben die Ärzte sich nun erstmals die Fähigkeit des Heilens selbst zu, vergessend, dass sogar Antibiotika nur Hilfsmittel bleiben, die es dem menschlichen Organismus erleichtern, sich selbst zu heilen. Zudem versprachen die Mediziner die Herstellbarkeit der vollständigen Gesundheit als dauerhafte Krankheits- und Leidensfreiheit, dies sei nur noch eine Frage der Zeit. Dieser Machbarkeits- und Vollständigkeitswahn verführte die Ärzte ab der zweiten Hälfte des 19. Jahrhunderts schließlich zu einem größenwahnsinnigen Manöver, von dem sie sich erst heute allmählich zu erholen beginnen. Sie unterschieden nämlich – ähnlich wie zwischen der negativen und der positiven Eugenik – zwischen der negativen Therapie, die sich nur auf ein einzelnes Individuum und auf die Gegenwart einer konkreten Krankheit bezieht, und der positiven Prävention, durch die es gelingen könne, für die ganze Gesellschaft und für alle Zukunft Krankheit und Leiden zu vermeiden. Angewandt auf die drei besonderen Naturabhängigkeiten und Hilfsbedürftigkeiten des Menschen heißt das: Vermeidung des Leidens bei der Geburt, bei Krankheit und beim Sterben.

Seither dominiert daher für den Medizinhistoriker Alfons Labisch der *Homo hygienicus*, für den Gesundheit individuell wie kollektiv der höchste Lebenswert ist, der sein Leben der medizinischen Wissenschaft mehr als je zuvor unterwirft, der Fremdzwang durch Verinnerlichung zum Selbstzwang macht, sodass als Ergebnis von der »bürgerlichen Disziplinargesellschaft« gesprochen wird: Den großen Segnungen der Medizin, wie der Beherrschbarkeit vieler Krankheiten und der Verlängerung des Lebens, steht die Verwissenschaftlichung von immer mehr Bereichen der Lebenswelt gegenüber, die Ausweitung der medizinischen Definitions- und Deutungsmacht auf das Leben der Menschen, die Zwangssozialisierung der Bürger bis zur Gesundheit als sozialer Pflicht und damit die »Kolonisierung« oder Enteignung des Körpers (später auch der Seele) durch die Medizin, und damit der Existenz des Menschen.[21] Hierzu der Historiker Joachim Radkau: »An die Stelle persönlicher Kontrolle bei Hilfsbegehren trat der neutrale, wissenschaftlich definierte Fall und die neutrale, objektive Hilfe und Kontrolle medizinischer Professionen. Lebens- und Handlungschancen eröffneten sich, soweit sie mit dem Körper verbunden werden konnten, nur noch über die Medizin und entsprechende offene oder verdeckte Verhaltenserwartungen.«[22]

Im Übrigen wurde diese Umprogrammierung zum *Homo hygienicus* im 19. Jahrhundert zunächst an den drei großen, noch nicht voll als Menschen und Bürger angesehenen Bevölkerungsgruppen erprobt – an den Frauen, an den Arbeitern und an den institutionalisierten Behinderten. Den NS-Medizinern jedoch blieb es vorbehalten, zum ersten Mal die gesamte Gesellschaft präventiv erfassen zu wollen, die Medizin radikal in eine Gesundheitswissenschaft umzuformen, um so den Traum der Aufklärung von einer leidensfreien Gesellschaft zu verwirklichen. Insofern waren die NS-Ärzte in ihrem Anspruch, gemessen an ihren technischen Möglichkeiten, ihrer Zeit voraus. Sie reklamierten für ihr Programm den verführerischen Begriff einer »ganzheitlichen Medizin«. Daher können wir auch unsere heutigen Präventionsgefährdungen durch nichts besser erkennen als durch einen präzisen Vergleich mit der NS-Medizin. Vor allem Warren T. Reich hat uns dafür die Augen geöffnet. Er beschreibt die NS-Ärzte als besonders typische Vertreter unkritischer moderner Fortschrittseuphorie, besessen von guten Absichten für die Verwirklichung vollständiger Gesundheit. Letztlich seien sie aufgrund des ärztlichen Urfehlers zu Verbrechern geworden, vergleichbar dem Fehler von Goethes Faust: Statt der Sorge für den einzelnen Menschen und seiner gegenwärtigen Krankheit, hätten die NS-Mediziner der Prävention, der Vorsorge für die Gesundheit aller absoluten Vorrang gegeben. Sie verrieten damit die Sorge für den Einzelnen und maßten sich an zu wissen und zu bestimmen, wie Lebensstil, Autonomie, Selbstbestimmung und Gesundheit aller Menschen beschaffen sein sollten. Hinsichtlich dieses Zieles hielten die NS-Ärzte die Aufopferung einiger nicht autonomer, behinderter, ohnehin nicht mehr zu heilender Bevölkerungsgruppen für gerechtfertigt. Den Verrat an der Sorge durch die Vorrangstellung der Vorsorge sieht Reich aber auch in unserem heutigen Gesundheitswesen. Für die USA macht er dies an der Bereitschaft zur »Tötung ganzer

Gruppen behinderter Säuglinge« und am »Profitstreben im Gesundheitswesen« fest. Denn »wenn uns weder Krankheit noch Leiden bekümmern, wenn die Menschen darüber keine Besorgnis mehr verspüren, dann werden auch moralische Prinzipien wie Wohltätigkeit oder Gnade oder Gerechtigkeit oder Autonomie dieses nicht mehr zu ändern vermögen«.[23]

Ähnlich formuliert es der Krankenhausseelsorger Ulrich Eibach: »Eine Ethik der Autonomie, die nicht eingebettet ist in eine Ethik der Fürsorge und des Lebensschutzes, bietet letztlich umso weniger Schutz für das Leben, je weniger die Menschen in der Lage sind, ihre Interessen selbsttätig geltend zu machen, und überhaupt keinen Schutz, wenn die Fähigkeit zur Durchsetzung eigener Interessen verloren gegangen ist oder nie vorhanden sein wird. Dann wird das Fehlen solcher Freiheit zur Bedrohung des Lebensrechts, denn dann entscheiden die Freiheitsbesitzer über das Lebensrecht und Leben der ›Freiheitslosen‹. Bei dieser Ethik der Autonomie, die nicht einer Ethik der Fürsorge ein- und untergeordnet ist, handelt es sich also letztlich nur um eine Ethik der Starken, die – wie im Sozialdarwinismus, wenn auch vielleicht mit anderer Begründung – ein Recht der Herrschaft über die schwachen Glieder der Gesellschaft bis hin zu deren Vernichtung postulieren. Und zwar um ihr eigenes ›Glück‹ zu steigern. Eine solche Ethik ohne Fürsorge ist nur stark in der Ehrfurcht vor dem eigenen Leben, dem eigenen Glück. Sie wird zur Bedrohung des Selbstschutzes und Lebensrechts der Schwächsten.«[24]

Dass das Vorsorgen als wissenschaftlich veranstaltete medizinische Prävention so leicht totalitär und einengend wird, sodass sein rationaler Kern so schwer herauszuarbeiten ist, hängt sicher auch damit zusammen, dass es sich dabei um ein Symptom einer allgemeinen Mentalität moderner Gesellschaften handelt. So beschreibt der Soziologe Peter Fuchs für den Erziehungsbereich die Neigung, unsere Kinder nicht in der Gegenwart sein zu lassen, sondern sie ständig für die Zukunft zu optimieren und sie somit zu instrumentalisieren, eine Neigung, »in die absurde Begriffe wie Fortschritt und Wachstum unauflöslich eingebettet sind. Hier hat sich eine okkulte Teleologie erhalten, die Vorstellung, dass wir auf Ziele zugehen (zurasen) und dass hinter allen Zielen weitere Ziele stecken im Sinne eines Immer-Mehr und Immer-Besser, ein ewiger Komparativ, der seinen Superlativ nicht erreichen kann, weil er Stillstand bedeuten würde«.[25] Eine solche »Zeitfalle« erkennt Pascal Bruckner, wenn er unsere ständige Angst beschreibt, »glückstechnisch zu versagen«. Er schlägt vor, die Welt anders zu betrachten: »Eine der großen Annehmlichkeiten des Lebens ist, dass es nicht im Voraus festgelegt ist, dass wir nicht wissen, was passieren wird, und dass, solange wir offen dafür bleiben, das Unvorhergesehene und Unbekannte eintreten kann. Und genau das zeigt uns, dass wir noch lebendig sind.« Das Wunderbare im Leben ist also das Neue, das »Noch-nicht-Dagewesene«. Bruckner kommt zu dem Ergebnis, dass das Leiden in unseren Gesellschaften umso mehr zunimmt, je mehr wir es zu verringern versuchen – ähnlich wie wir dies schon im ersten Kapitel beim Schmerz gesehen haben.[26)] Zu demselben präventionsskeptischen Schluss kommt der polnische Soziologe Zygmunt Bauman, wenn er das Programm der Moderne als den Versuch beschreibt, alle Ambivalenzen abzuschaffen, wodurch sich deren Zahl in Wirklichkeit aber nur vermehrt hat, weshalb uns heutigen postmodernen Menschen einzig übrig bleibt, mit den Ambivalenzen zu leben und sie vielleicht sogar lieben zu lernen, soweit sie eben nicht abzuschaffen sind.[27]

Wenn wir dies auf die Prävention übertragen, fallen uns beliebig viele Beispiele ein. So werden sich in Kürze die

Gentests technisch so entwickelt und bei entsprechender Werbung so verbilligt haben, dass jeder von uns erfahren kann, welche Krankheiten im weiteren Leben noch auf ihn zukommen können, unabhängig davon, ob man etwas gegen sie ausrichten kann. Diese neue Form der »Überdiagnostik« eröffnet nicht nur ungeahnte neue Spielräume für Stigmatisierung. Sie verwandelt uns vielmehr auch in ein Volk der Noch-nicht-Kranken, da wir natürlich alle etliche Krankheitsdispositionen mit uns herumschleppen. Wie soll dann die Selbstvergessenheit des Gesundseins noch gelingen? Es ist auch die Frage, ob und wie wir uns gegen ökonomische Interessen immunisieren können, die sich in der Optimierung der Nahrungskette Pflanze-Tier-Mensch artikulieren, und ob Ärzte sich hier verantwortlich sehen.

Aber auch am Anfang und Ende des Lebens wächst die präventive Optimierungsverführung, die den Menschen seiner Weltoffenheit und Nicht-Festgestelltheit beraubt. So beispielsweise, wenn in der Präimplantationsdiagnostik zur Selektion des »besten« Embryos dessen Konkurrenten getötet werden; und so, wenn mir für das Ende meines Lebens von allen Seiten eine Patienten-»Verfügung« aufgedrängt wird, also gerade für die Lebenszeit, in der mir meine »Verfügung« über das sich entziehende Leben zwischen den Fingern zerrinnt und in der ich mich für das Andere zu öffnen habe. Wo alle Sicherheit am Ende ist, wird mit der »Verfügung« Sicherheitsoptimierung suggeriert, die auch noch den Arzt vertraglich binden soll, für den damit, wenn er darauf hereinfällt, Vertrauen und Verantwortung am Ende sind, indem er mehr auf die Papiersprache als auf die Körpersprache seines Patienten hört. Dem sicher vorhandenen zweckrationalen Kern der Patienten-Verfügung wird die Rationalität der Gesamtsituation des Sterbens geopfert.

Damit vergleichbar für alle übrigen ärztlichen Entscheidungssituationen sind die heute Sicherheitsoptimierung versprechenden evidenzbasierten Leitlinien, die an die Stelle der früher bindenden »ärztlichen Indikation« treten. Über den zweckrationalen Kern hinaus tragen diese Leitlinien, die angeben, welches Vorgehen statistisch für alle am besten ist, die potenziell patientenschädigende Gefahr in sich, dass Ärzte sich zu sehr an ihre Wissenschaftlichkeit klammern und darüber vergessen, dass alle Angaben beim individuellen Menschen abzuwandeln sind. Zudem sind Leitlinien bei drei Jahren Halbwertzeit medizinischen Wissens oft nicht flexibel genug, verzögern vielleicht sogar notwendige Weiterentwicklungen, ganz zu schweigen davon, dass bei wirklich schwierigen Fragen nicht selten mehrere Perspektiven gleichzeitig möglich sind.

Darüber hinaus hat der Medizinsoziologe Peter Atteslander auf das Wunschdenken aufmerksam gemacht, wonach man oftmals aus mehreren Krankheitsfaktoren einen Risikofaktor isoliert, die Angst vor ihm maximiert und eine vorschnelle Vorsorgeaktion nur gegen ihn einleitet. Die Folge davon kann sein, dass die Ergebnisse falsch oder auch schädigend sind, die Prävention selbst zum Risiko wird. Dies entspreche heute dem *Homo praeventicus*. Dessen »Zielvorstellung eines sozusagen ›unheilbar Gesunden‹ widerspricht nicht nur der Wirklichkeit, sondern ist in ihren auch nur gedanklichen Folgen unerträglich, da im Grunde unmenschlich«.[28]

Solche unkritischen Heilserwartungen lassen befürchten, dass sich um die Prävention herum zukünftig der Markt besonders expansiv entwickeln wird. Ausgehen wird das von den Experten der gesunden Ernährung und des Jogging, von den Fitness- und Wellness-Zentren, den Agenturen, die zwar in der Regel durchaus auf Gesunderhaltung bezogen sind. Sie werden aber das Leben möglichst aller Menschen mit wechselnden Schwerpunkten anhaltend begleiten, sinnlos und kostspielig aufgebläht. Die Menschen werden mit deren Hilfe in »Gesundheits-Bewusste« umerzogen, wodurch sie glauben, ihre Gesundheit unendlich steigern zu können. Das Leben wird inszeniert als Vitalisierung ohne Ende, wobei nur eines zu vermeiden ist: dass ein Mensch sich zu einem bestimmten Zeitpunkt einfach für gesund hält. Dabei wissen wir längst, dass nur solche Tätigkeiten oder Verhaltensweisen der Gesundheit dienlich sind, die dauerhaft in das Alltagsleben integriert und daher unbewusst mitgelebt werden. Da inzwischen viele »Krankheiten« – wie wir gesehen haben – vom Markt durch seine Angebote erfunden oder zumindest aufgeblasen werden (etwa Alter, Schwangerschaft, Potenzstörungen, Osteoporose, Haarausfall), also eigentlich »ökonomische Konstrukte« sind, wodurch »die Ökonomie das Gesundheitssystem vor sich hertreibt und die anstehende Reform den Weg dahin ebnet, dass das ›höchste Gut‹ künftig nur noch denjenigen zuteil wird, die über die nötigen Eigenmittel verfügen«[29], wäre es besonders absurd, wenn für diese medizinischen Nicht-Krankheiten der Staat nun auch noch präventive Programme erfinden würde.

Da trotz alledem Vorsorge, eingebettet in Fürsorge, für uns alle notwendig ist, wäre dafür zu sorgen, dass jeder Bürger getrost sein »selbstvergessenes Weggegebensein« ohne ständiges Präventionsbewusstsein lebt, weil er darauf vertrauen kann, dass sein Arzt ihm zum richtigen Zeitpunkt den richtigen Präventionsvorschlag macht, der entweder seinem Lebensstil dient und ihn auch weiterentwickelt oder mit nachweislicher Aussicht auf Erfolg gegen eine bestimmte Krankheit gerichtet ist, sodass er bereit ist, sich solidarisch daran zu beteiligen, und damit soziale Bedeutung für Andere hat. Denn Gesundheit ist nicht Sache der Wirtschaft, auch nicht nur des Staates, sondern zunächst Sache aller, also der Bürger der Sozialgesellschaft.

4

Gesundheit entzieht sich – auch der Bezahlbarkeit

Als Sozialgesellschaft wollen wir Bürger und Ärzte keine Marktmedizin, weil sie Gesunde zu Kranken macht und Kosten steigert

Angesichts der derzeitigen Tendenz zur Vermarktlichung des Medizinsystems ist es schon eine ernst zu nehmende Option, diesen Prozess konsequent zu Ende zu führen, also den Markt vollständig herzustellen, was die Zerschlagung der Selbstverwaltungen bedeuten würde, also der kassenärztlichen Vereinigungen ebenso wie der Krankenkassen; Ärzte würden sich nach Lust und Laune zu möglichst mächtigen Managementgesellschaften zusammenschließen, mit der üblichen Folge der (globalen) Konzentration und Oligopolisierung nach dem Muster der Aldi-Ketten, aber auch mit Nischen für kreative Innovatoren; Krankenkassen und Wohlfahrtsverbände würden als normale Wirtschaftsbetriebe ihre Angebote ebenfalls auf den Markt werfen; die medizinische Forschung würde sich noch mehr mit der Verwertungsindustrie zusammentun; und der Staat würde sich zur Durchsetzung von Gerechtigkeitsprinzipien auf die Regulierung dieses Spiels der Kräfte beschränken.

Für einen solchen Weg spräche, dass fast alle Beziehungen und Verhältnisse der Menschen auch Marktelemente enthalten, man denke nur an die Prinzipien des Tausches und des Vertrages. Bloß wissen wir inzwischen, dass der Mensch eben nicht nur ein *Homo oeconomicus* ist, von dem der *Homo hygienicus* (Kapitel 2) und der *Homo praeventicus* (Kapitel 3) nur Spielarten sind. Dies gilt besonders für die zwischenmenschlichen Bereiche des Helfens und Sorgens, wohl noch mehr für das sich stets entziehende, verborgene Gesundsein. Der Weg der vollständigen Ökonomisierung des Medizin- und Sozialsystems ist daher bislang überall gescheitert. Es ist wichtig, die Gründe dafür genauer zu kennen, wenn wir einen angemesseneren Weg finden wollen.

So liegt ein Grund, wie es der Internist Michael de Ridder formuliert, »in einer immer unbeherrschbarer erscheinenden ›Gefräßigkeit‹ der Medizin. Ihr ist – anders als dem Wohnungsbau oder der Produktion von Kühlschränken – eine Marktsättigung fremd, weil das Angebot medizinischer Leistungen, getrieben von einem nicht zu kontrollierenden Fortschritt, ebenso grenzenlos ist wie die Nachfrage nach ihnen unersättlich. ... Schon deswegen bewegen sich im Gesundheitswesen Forderungen nach mehr Konkurrenz und Markt, die primär Gewinne schöpfen und nicht ein Gut bewahren wollen, im falschen Koordinatensystem. Der Markt mag in untergeordneten Teilbereichen der Medizin, wie der Gestaltung der Arzneimittelpreise, von Nutzen sein. Doch weitaus wichtiger als die nach den Kosten ist die Frage, welchen Arzneimitteln oder Behandlungsverfahren wann überhaupt eine therapeutische Indikation zukommt. Längst jedoch sind Wissenschaft und praktische Medizin von der Marktmacht der Großgerätehersteller und Arzneimittelindustrie infiltriert, die zunehmend Produkte erfinden, für die im Nachhinein ›Krankheiten‹, wie beispielsweise Jetlag, Haarausfall, Reizmagen, Alter und soziale Phobie erst erdacht werden. Tatsächlich zählen solche Beschwerden zu den Wechselfällen des Lebens, allenfalls sind sie als Befindlichkeitsstörungen zu werten.«[30]

Der Mediziner Erich Bruckenberger schreibt: »Wettbewerb im Gesundheitswesen kann zwar zur Kostensenkung führen, hat aber noch nie eine Ausgabenreduktion für das Gesamtsystem und eine gleichmäßige Angebotsstruktur zur Folge gehabt, da die Kostensenkung in der Regel durch die Mengenausweitung mehr als kompensiert wird. Wettbewerb als Kernelement der freien Marktwirtschaft ist seinem Wesen nach ein selektierendes Expansionsinstrument und kein Verknappungsmittel. ... Wettbewerb zwischen den Leistungsanbietern hat nicht das Ziel, die Ausgaben der Krankenkassen zu reduzieren, sondern durch Innovation, Selektion und vergleichsweise geringere Kosten zu Lasten der Mitbewerber expandieren zu können. Auch gibt es keinen Wettbewerb der Krankenkassen um die Gunst von Versicherten oder Patienten, sondern nur um den erwünschten Versicherten bzw. Patienten, und das ist derjenige mit dem geringsten Krankheitsrisiko.«[31]

Wenn also Dienst an der Gesundheit zum Gegenteil, nämlich zur Dienstleistung und damit zur Ware wird, wenn jede medizinische Einrichtung zur Expansion verurteilt ist und wenn man sich gezwungen sieht, nur gute Kunden möglichst lebenslang zu halten und zu melken, schlechte Kunden aber an die Konkurrenz abzudrücken, muss man sich nicht wundern, wenn schließlich künstliche Bedürfnisse erfunden werden, die man als Wunscherfüllung für den Kunden zu befriedigen verspricht, wenn sachlich nicht notwendige Spezialisierungen entstehen und wenn bereits noch nicht völlig ausgetestete Produkte und Verfahren vermarktet werden. Die unsichtbare Hand des Marktes verurteilt alle Mitspieler im Medizin- und Sozialsystem dazu, sich im zunehmend verzweifelten Lebenskampf auf ihr Eigeninteresse zurückzuziehen – nicht zuletzt die Ärzte, die sich damit ihrer eigenen Glaubwürdigkeit berauben.

Die kostenträchtige Übermacht des Marktes selbst über Politik und Gesetzgeber zeigt sich nicht nur darin, dass Regierungschefs im Bundesrat die »Positivliste« blockieren wollen, mit der unwirksame und schädigende Medikamente aussortiert würden. Dass dadurch Arbeitsplätze in der Pharmaindustrie gefährdet würden, ist ihnen wichtiger als die Möglichkeit, auf diesem Wege die Jahresrate von medikamentös bedingten 60 000 Erkrankungen und 12 000 Todesfällen zu verringern. Noch beschämender ist es, dass sich der Gesetzgeber selbst lächerlich macht, wenn er im Sozialbereich seit 1961 »ambulant vor stationär« als übergeordnetes Gestaltungsprinzip in allen einschlägigen Gesetzen vorschreibt, sich aber nicht traut, dies gegen diverse Interessengruppen durchzusetzen. Während nämlich die ambulante Hilfsform in der Regel mit ökonomischen Nachteilen bestraft wird, locken in der stationär-institutionellen Form die größeren Profite und Wettbewerbsvorteile, obwohl dies Mehrkosten für die Steuerzahler und überflüssige Schäden für die Betroffenen bedeutet.

Ich will dafür aus den drei großen Institutionsbereichen jeweils ein Beispiel nennen. Erstens für den Krankenhausbereich: Auch noch die jüngsten Spezialisierungen (Psychosomatik, Geriatrie) sind überwiegend in Form stationärer Systeme erfolgt, obwohl ambulante Liaison- und Konsiliardienste für alle Beteiligten gesünder wären. Zweitens für den Heimbereich: Während es für alle Heimaufnahme-Indikationen inzwischen erprobte ambulante Alternativen gibt, sind mit weiter steigender Tendenz jetzt schon fast eine Million Bundesbürger Heimbewohner, ohne Not den Gesetzen der Massenhaltung unterworfen, wodurch über 95 Prozent der Sozialhilfemilliarden in den stationären Bereich fließen. Und drittens für die Rehabilitation: Deutschland weist in psychosomatischen Rehabilitations- und Kurkliniken etwa so viele Betten wie die ganze übrige Welt auf. Für die sind wir eine Lachnummer, und sie kann unser Jammern über Kostenprobleme nicht verstehen, solange wir uns diesen, von Bismarck zur sozialen Befriedung geförderten, Zauberberg-Sumpfblüten-Zopf noch leisten, der mehr Schaden als Nutzen garantiert, statt die Rehabilitation konsequent dorthin zu ambulantisieren, wo die Menschen leben. Aber: Wo der Markt regiert, darf niemand so recht steuern, maßt sich daher auch niemand Autorität und Verantwortung an, egal, wie katastrophal das Ergebnis für die Gesundheit ist. Wären hier nicht eigentlich Klagen wegen Verschleuderung von Steuer- und Beitragsgeldern überfällig?

Obwohl also jeder, der im Medizinsystem oder in der davon nicht mehr zu trennenden Gesundheitsindustrie tätig ist, gute Gründe dafür hat, dass gerade er aus seiner Sicht zur Gesundheit konstruktiv beiträgt, gehört er damit in Wirklichkeit zu den Gesundheitsfallenstellern. Denn es sind heute bereits 4,2 von 80 Millionen Menschen direkt oder indirekt im Gesundheitssystem beschäftigt, das also arbeitsmarktpolitisch eine boomende Branche ist. All diese Menschen müssen ein Interesse daran haben, ihren Arbeitsplatz zu sichern. Sie müssen also anstreben, dass möglichst alle anderen Menschen möglichst lebenslänglich behandlungsbedürftige Kranke sind, deren Gesundheit obendrein noch weiter zu verbessern ist – bei dem Zahlenverhältnis von 4,2 : 80 keine unlösbare Aufgabe mehr.

Damit steht fest: Wie viele Marktelemente immer auch sinnvoll sein mögen, insgesamt ist das Medizin- und Sozialsystem für die Ökonomisierung untauglich, weil seine Ordnung und seine Herkunft anderer Natur ist. Das gilt nicht nur für die Auswirkungen, sondern auch für die Sache selbst. Wie der Medizinsoziologe Hans-Ulrich Deppe beschreibt, ist Gesundheit ein lebensnotwendiges und öffentliches Gut, das sich zudem ständig entzieht.[32] Auf

Krankheit kann man in der Regel nicht – wie auf Konsumgüter – verzichten, sie widerfährt dem Menschen. Daher ist der Kranke kein Konsument, Nutzer, Verbraucher, Kunde oder Klient, er ist vielmehr ein in Not befindlicher Mensch, eben Patient, in der Regel voller Angst, in einer Ausnahmesituation, also weniger vertragsfähig als vertrauens- und verantwortungsbedürftig. Auch der Ort, wo Medizin stattfindet, ist nicht marktfähig. Da die wissenschaftliche Kontrollierbarkeit des Handelns in der Medizin grundsätzlich begrenzt ist, nach etlichen Untersuchungen deutlich weniger als die Hälfte der ärztlichen Tätigkeiten umfasst, müssen Ermessensspielraum und Fehlerwahrscheinlichkeit groß sein, auch unabhängig von der normalen Rate wenig Geeigneter, die es – wie überall – natürlich auch bei den Ärzten gibt, die aber bei »mehr Wettbewerb« eventuell besonders gut abschneiden, weil sie sich am besten verkaufen können.

Auch die Beziehung zwischen Arzt und Patient ist nur partiell vertragsfähig. Weil der Arzt immer zuerst über seine Person und über seine Beziehung zum Patienten wirkt, ist seine technische Leistung stets sekundär in sie eingebettet. Diese Dienstleistung, die als Ware möglicherweise definiert werden könnte, steht im Zusammenhang einer dienenden Beziehung, gegründet also in einem Dienst. Stünde der Warencharakter der Leistung im Vordergrund, müsste der Arzt sich mehr an dem orientieren, was der Patient wünscht, und nicht an dem, was er braucht. Er hätte den Patienten verraten. Dann könnte man nicht mehr von einer Arzt-Patienten-Beziehung, nicht einmal mehr von Medizin sprechen.

Es stimmt höchst nachdenklich, dass verschiedene Untersuchungen ergeben haben, dass Ärzte die Erwartungen der Patienten weit häufiger für bloße Wünsche oder Begehrlichkeiten (etwa Medikamentenverschreibung) halten, während die Patientenerwartungen in Wirklichkeit weit häufiger auf die Bereitschaft des Arztes zur Übernahme von Verantwortung ausgerichtet sind. Man kann daraus mit Deppe den Schluss ziehen, dass Ärzte ihre Patienten mehr als *Homo oeconomicus* wahrnehmen, als diese sich selbst so sehen. Aus Angst, den Anschluss an den vermeintlichen Mainstream der Vermarktlichung zu verlieren, übernehmen sie kritiklos das von den Medien kolportierte Klischee, dass ihre Patienten angeblich Dienstleistungskunden sein wollten. Diesem Vorurteil verhaftet und aus Angst, Patienten zu verlieren, vertrauen sie zu wenig auf sich selbst und auf ihre Beziehungen. Sie setzen sich daher zu wenig dem einzelnen Patienten aus Fleisch und Blut aus, wodurch sie erfahren würden, dass es dem Patienten in Wirklichkeit viel mehr um Vertrauen geht. Damit schaufeln sich die Ärzte ihr eigenes Grab, arbeiten emsig an ihrem eigenen Untergang. Es wird schwierig sein, die bedrohte Glaubwürdigkeit, die Autorität und damit die Wirksamkeit der gesellschaftsstabilisierenden Institution Medizin zu retten.[33]

Um diese Aufgabe mit einiger Aussicht auf Erfolg anzugehen, müssen wir daran erinnern, dass die Gesellschaft zwar einerseits aus einem Bereich des Wirtschaftens besteht, aber andererseits auch aus einem überwiegend davon unabhängigen und im Kern eigenständigen Bereich des Sozialen, zu dem auch die Medizin gehört. Dieser soziale Raum orientiert sich am Gemeinwohl. Ihm entspricht eine marktfreie Ordnung. Er dient dem Schutz besonders verletzbarer Menschen oder Gruppen. Dazu gehören alle wirklich Kranken und Behinderten. Dass auch Wirtschaftswissenschaftler davon ausgehen, dass es »nicht marktfähige« Menschen oder Gruppen gibt, ist hierbei hilfreich. Denn selbst wenn es nur einen einzigen solchen Menschen gäbe, müsste für ihn ein sozialer Raum jenseits des Marktes definiert werden.

Dies erlaubt auch eine normative Abgrenzung zwischen den Ordnungen des Wirtschafts- und des Sozialraums. Für das Handeln im sozialen Bereich schlage ich eine Art kategorischen Imperativ vor: »Handle in deinem Verantwortungsbereich so, dass du mit dem Einsatz all deiner Ressourcen (Empfänglichkeit, Zeit, Kraft, Manpower, Liebe, Aufmerksamkeit) immer beim jeweils Letzten beginnst, wo es sich am wenigsten lohnt.« Wenn es nämlich einen Raum gibt, in dem es geboten ist, dort zuerst zu investieren, wo es sich am wenigsten lohnt, so ergibt sich daraus von selbst, dass es davon unterschieden einen anderen Bereich in der Gesellschaft geben muss, in dem es – auch ethisch – geboten ist, zuerst dort zu investieren, wo es sich am meisten lohnt. Eben dies macht auch die eigenständige Ordnung des Wirtschaftsbereichs aus. Doch erst beide voneinander getrennte Ordnungen zusammen bedingen die Funktionsfähigkeit der Gesamtgesellschaft. Zumindest haben sich alle europäischen Länder so entwickelt.

Damit haben wir in diesem Kapitel so viele Schichten unseres Problems abgetragen, dass wir nun beim Kern der Sache sowohl phänomenologisch als auch historisch angekommen sind: Wirklich Kranke sind vor allem eines, sie sind Menschen, die sich nicht mehr allein helfen können – sie sind hilfs- und sorgebedürftige Menschen. Sie brauchen andere, die sich ihnen aussetzen, um ihnen zu helfen, die sich deren Sorge zu ihrer eigenen Sorge machen (man beachte die Doppeldeutigkeit von »Sorge«). Dies erfolgte in der gesamten Menschheitsgeschichte fast ohne Ärzte, also volksmedizinisch. Denn die Ärzte waren die längste Zeit über vorwiegend für die Begüterten zuständig, nicht für die allgemeine Bevölkerung. Kranken- und sonstige Nothilfe war zumeist Sache der Leute selbst, je nach der Zahl der erforderlichen Schultern in haushaltlicher, nachbarschaftlicher oder kommunaler Selbstverwaltung organisiert. Hierin lag überhaupt einer der entscheidenden Gründe für die kommunale Siedlungsweise der Menschen. Die Kommune hat daher bis heute ihre wichtigste Aufgabe in der Daseinsfürsorge für alle Bürger. Auf dieser Basis funktionierte die Sorge um Kranke über Jahrtausende – mehr recht als schlecht, nie ideal. Denn niemand hat gern und freiwillig geholfen, immer hätte der Helfende sich etwas Schöneres vorstellen können. Wenn er es – nicht immer, aber meistens – dennoch getan hat, geschah dies egologisch widerwillig, bis er sich sein Sorgen als seine moralische Freiheit erklärte, in sie vom Sorgebedürftigen, von Anderen alterologisch eingesetzt. Das ist auch der Grund, warum das Helfen, das Sorgen, das Antworten auf den Anspruch des hilfsbedürftigen Anderen (Ver-antwortung) einen normativ so vornehmen, geradezu anthropologischen Rang hat, sodass immer schon gegolten hat und noch heute gilt: »Helfen ist unbezahlbar«, streng unterschieden vom etwaigen Einsatz von Gütern oder Techniken, der mit Geld auszugleichen erlaubt war und ist.

Diese uralte Tradition sozial- oder bürgergesellschaftlicher Selbstverwaltung, subsidiär auf der niedrigstmöglichen Stufe beginnend, veränderte sich erst, als mit dem Beginn der Moderne, also ab 1800, die nicht zuletzt von der Aufklärung angestoßenen Prozesse der Individualisierung des bürgerlichen Selbstverständnisses, der Ökonomisierung und Industrialisierung sowie der Verwissenschaftlichung der Medizin allmählich systematisch wurden. Die Bürger erwarteten jetzt mehr von den Ärzten, und die Ärzte öffneten sich mehr der sozialen Verantwortung für alle Bürger. Entsprechend der menschheitsgeschichtlichen Selbstverständlichkeit, dass das Soziale in Selbstverwaltung, Fremdhilfe in Selbsthilfe zu organisieren sei, schlossen sich auch die Ärzte ab Anfang des 19. Jahrhunderts überall auf kommunaler Ebene zu Ärztevereinen zusammen, später auch auf Landes- und schließlich auf Reichsebene als »Ärztevereinsbund« – mit dem »Deutschen Ärztetag« als Ärzteparlament. Aus der Perspektive der kommunalen Selbstverwaltung wirkte das als organische Entwicklung: Man hatte nun in Form des lokalen Ärztevereins so etwas wie einen – bezahlten – Fachausschuss für die Krankheitsbelange der Bürger, eine Sichtweise, an die man heute hie und da wieder anzuknüpfen beginnt. Dies ist in unser aller Interesse zu nutzen und zu fördern – auch vom Staat her; denn in dieser historischen Sicht gehört die Medizin zur sich selber verwaltenden Sozialgesellschaft.

Der entscheidende Bruch dieser Entwicklung erfolgte jedoch Ende des 19. Jahrhunderts dadurch, dass der Staat nun mehr als je zuvor Interesse an möglichst vielen gesunden Industriearbeitern, Kindererzeugern, Soldaten und Steuerzahlern fand, natürlich auch an der gerechteren Verteilung der kostbaren Ressource Arzt auf alle freien und gleichen Bürger. So kam es zu der Bismarck'schen Sozialgesetzgebung und der Reichsversicherungsordnung von 1911, die übrigens – soweit mit gesetzlicher Pflicht ausgestattet – eigentlich ein Steuersystem darstellt.

Ich will hier nicht auf die zahlreichen Folgen dieser Veränderung eingehen, etwa auf den Segen, dass jetzt erstmals gerade Benachteiligte medizinische Aufmerksamkeit fanden, auf den jetzt systemimmanenten Interessenkonflikt zwischen Kassenärzten und Krankenkassen und auf das Dilemma für die Ärzte, sich von der persönlichen Beziehung zum einzelnen Bürger auf die Versorgung von Massen umzustellen, was ihnen bis heute nicht gut gelungen ist. Entscheidend war an dem Bruch vielmehr, dass zunehmend an die Stelle der Sozialgesellschaft mit ihren Traditionen selbstverwalteten Helfens der Staat trat, der somit zum Sozialstaat wurde und der die Bürger von ihrer Gewohnheit, Anderen zu helfen, entlastete und dies – das Helfen professionalisierend – in die eigene Hand nahm. Für ziemlich genau 100 Jahre war dies unter dem Strich gesehen eine Erfolgsstory.

Heute wissen wir, dass die Ersetzung der Sozialgesellschaft durch den Sozialstaat angesichts der »Gefräßigkeit« des medizinischen Fortschritts, der steigenden Bedürfnisse und des demographischen Wandels nur so lange gut gehen konnte, wie man darauf vertrauen konnte, dass die Wirtschaft ohne Ende wachsen würde. Seit 1980 ist das nicht mehr der Fall. Und seither vergrößern sich nur noch die Kostenprobleme, ist das Medizin- und Sozialsystem immer unbezahlbarer geworden. Es ist daher kein Wunder, dass die politisch Verantwortlichen in ihrer zunehmenden Verzweiflung nun zur Problemlösung auf die einzige nicht nur noch intakte, sondern immer mächtiger werdende Institution setzen, also auf die Wirtschaft. Indem gesetzgeberisch immer mehr Marktelemente dem Medizin- und Sozialsystem zugrunde gelegt werden und der Staat sich zurückzieht, wird aus dem Sozialstaat die Sozialwirtschaft. Die Folgen dieses zweiten Bruches haben wir mit der »Gesundheitsfalle« beschrieben.

Da die politisch Verantwortlichen inzwischen sehen, dass der Markt etwa über den Wettbewerb im Medizinsystem auch zu destruktiven Konsequenzen führen kann und dass es statt zur erhofften Kostenreduktion aufgrund des Wachstumszwangs zur Leistungsausweitung und dadurch zur Kostensteigerung kommt, versuchen sie, diese neuen Gefährdungen durch das dem Staat eigene Gestaltungsmittel exzessiver bürokratischer Fremdkontrollen einzudämmen, etwa durch immer neue Qualitätssicherungsinstrumente, ausufernde Dokumentationspflichten, Wissenschaftlichkeit suggerierende Leitlinien und patientenstandardisierende Methoden wie Fallpauschale und Disease-Management-Program (DMP). Die Ergebnisse sind entsprechend deprimierend. Nicht nur, dass die Bedienung dieser Kontrollmittel den Patienten noch die letzte Zuwendungszeit raubt und die Akteure animiert, formale Korrektheit wichtiger als die Patientenanliegen zu finden; fataler ist noch, dass nun das sensible Gleichgewicht zwischen Selbst- und Fremdkontrolle nicht mehr stimmt. Denn werde ich von der an sich ja auch absolut notwendigen Fremdkontrolle im Übermaß gedemütigt, sinkt unweigerlich meine Geneigtheit und Fähigkeit zur Selbstkontrolle und damit meine Verantwortungsbereitschaft, die ich ja nur aus hinreichend selbstverwalteter Freiheit heraus realisieren kann. So aber werde ich als Arzt zu noch mehr defensivmedizinischer Absicherung gedrängt oder zur Verschiebung meiner Verantwortung auf den Patienten unter zynischer Berufung auf sein Selbstbestimmungsrecht. Wenn der gegenwärtige Ärztemangel strukturell insofern neu ist, als die Medizinstudenten nach dem Examen häufiger als je zuvor die praktische Arbeit mit Patienten vermeiden und sich lieber beruflich anderweitig orientieren, begründen sie das zwar auch mit Arbeitszeit und Geld; entscheidender ist jedoch die Doppelzange der fremdbestimmenden Zwänge von Markt und Bürokratie, die einem die letzte Lust an der praktischen ärztlichen Tätigkeit abwürgt.

Was machen wir nun mit diesem Dilemma, in das uns der Fortschritt von der Sozialgesellschaft über den Sozialstaat zur Sozialwirtschaft hineinmanövriert hat?[34] In welche Richtung muss also der nächste Schritt gehen, der uns aus dem Dilemma befreit und zugleich weiterführt? Nun war meine Darstellung der Entwicklungsgeschichte des Sozialen natürlich typisierend. In Wirklichkeit bestanden alle Entwicklungsphasen aus Wirkelementen der Sozialgesellschaft, des Staates und der Wirtschaft, nur in unterschiedlichen Mischungsverhältnissen. Diese sollten jedoch – gemessen an den Aufgaben der jeweiligen Epoche – ausgewogen sein. Wenn wir diese Erkenntnis auf unsere Gegenwart anwenden, dürfte mein Nachweis hoffentlich gelungen sein, dass das Medizin- und Sozialsystem heute zu einseitig vom Marktprinzip dominiert wird. Demgegenüber hat der Staat noch zu lernen, dass gegenwärtig die größten Gefahren für die Freiheit des Bürgers nicht mehr, wie früher, vom ihm, sondern von der sich globalisierenden Wirtschaft ausgehen. Das schwächste Glied der Kette ist aber heute unstreitig die Sozialgesellschaft, deren Wirkelemente in den letzten zweihundert Jahren zunehmend enteignet wurden, obwohl das Helfen im Krankheitsfall und das Sorgen um Gesundheit immer primär den sich lokal selbstverwaltenden Bürgern obliegen muss.

5

Gesundheit ist selbstvergessenes Weggegebensein

Wir Ärzte haben uns sozialgesellschaftlich zu begründen – im Dienst an den heute gesunden Lebensstilen

Zur Frage, wo denn heute der Schwerpunkt in den drei Dimensionen gesunder Lebensstilbildung liegen sollte, in denen wir uns verwirklichen, vorab eine kurze Problemskizze: In der Leistungsdimension haben wir zunächst keine Schwierigkeiten, denn alle Welt treibt uns zu immer mehr Outputs an. Nur dass auf diesem Wege Leistung leicht zum Selbstzweck werden und in einem süchtigen Leerlauf enden kann. Auch zur Dimension der lustvollen und genussreichen Kultivierung unseres Privatbereichs fällt uns hinreichend viel ein, sind wir eher von zu vielen Angeboten umstellt. Nur dass auch dies leicht zum Egotrip, zum Selbstzweck wird, wo alles, woran ich mich verausgabe, wieder zu mir zurückkehrt, etwa in der Leere der nur sexuellen Befriedigung. Lediglich in der Dimension der sozialen Verantwortung für Andere gibt es wenig Anreize. Besaßen unsere Vorfahren in der Vormoderne zu viele Verpflichtungen und hatten sie daher gegen Unfreiheit und lähmende Abhängigkeiten rebelliert, so sind wir heute hinsichtlich der Beanspruchung, »sich wegzugeben und das Andere ganz da-sein zu lassen« (Gadamer) eher verarmt, ganz zu schweigen von der Möglichkeit, sich vom Anderen bestimmen zu lassen. Uns hier wieder maßvoll anzureichern, könnte der gesuchte Schwerpunkt sein, würde unsere Leistungen sozial sinnvoller und unsere privaten Beziehungen vielleicht belasteter, aber auch liebevoller machen – was auch etwas mit Gesundheit zu tun hat. An diesen Vorgaben hätte sich ebenso die Medizin zu orientieren. Sie wäre damit gesundheitsdienlicher, als wenn sie sich auf bloße Symptomkampagnen für gesunde Ernährung oder gegen Alkohol und Rauchen beschränkt.

Um diese Zusammenhänge genauer zu untersuchen, bedarf es auch hier wieder zunächst der historischen Perspektive. Wir waren im letzten Kapitel bei der Einbettung der professionellen Medizin in die sozialgesellschaftliche Kultur des Helfens und Sorgens gelandet. (Nebenbei bemerkt: Die Wissenschaftler haben sich daran gewöhnt, die Bürger- oder Sozialgesellschaft – neben Staat und Markt – als die dritte Säule zu bezeichnen, auf der die Medizin ruht; das ist eine bezeichnende Absurdität, da die Sozialgesellschaft historisch wie strukturell immer nur die erste Säule sein kann.) Ich hatte daran erinnert, dass auf lokaler, kommunaler Ebene die Sorge um Not leidende Bürger immer schon in Selbstverwaltung organisiert war, wozu dann erst im 19. Jahrhundert die jeweils ortsansässigen Ärzte hinzugestoßen sind, ebenfalls in vereinsmäßiger Selbstverwaltung, um in Wahrnehmung ihrer nun erwachenden kommunalen Verantwortung unabhängig zu sein. Die Anzahl der sozial, auch kommunal engagierten Ärzte nahm das gesamte 19. Jahrhundert über zu. Seit der Reichsversicherungsordnung könnte man sogar sagen, dass die Bürger sie dafür, über ihre Beiträge, auch bezahlten – im Prinzip bis heute. Faktisch aber bedingte die Einführung der gesetzlichen Kranken- und Rentenversicherung, eher das Gegenteil. Die Ärzte nutzten seither ihr Selbstverwaltungsprinzip mehr zur Durchsetzung berufsegoistischer Interessen, zusätzlich begünstigt durch die Verwissenschaftlichung der Medizin, die die Arzt-Patienten-Beziehung zunehmend zu einer einseitigen Subjekt-Objekt-Beziehung machte.

Weit folgenschwerer war jedoch die zeitgleiche, mit dem Anfang des 19. Jahrhunderts beginnende weitgehende Zerschlagung der lokal-kommunalen Hilfs- und Sorgekultur durch die Modernisierung. Bislang gebannt von den unbestreitbaren, immer noch fortwirkenden und nicht nur ökonomischen und zivilisatorischen Segnungen dieser Erfolgsstory, fangen wir jetzt erst an, auch ihre zerstörerischen Kollateralschäden wahrnehmen zu wollen.

Menschheitsgeschichtlich ist nämlich bis zu diesem Einschnitt der erforderliche Halt für Kranke und Sorgebedürftige durch das Zusammenspiel der einzelnen Haushalte und der Kommune gewährleistet gewesen. Weil aber, wie die Historiker inzwischen empirisch herausgefunden haben, die Haushalte auch in früheren Jahrhunderten in der Regel nicht groß-, sondern kleinfamiliär organisiert waren (außer in der Oberschicht), ergab sich folgendes Problem: Wenn ein Haushalt von einem wirklich schweren Schicksalsschlag (behindertes Kind, altersverwirrter Großvater) betroffen war, war er oft zu klein und zu intim, die Kommune aber zu groß und zu fern, sodass das eigentlich »Haltgebende« in dem schwer zu beschreibenden »Dazwischen« bestand, in der Institution der Nachbarschaft.

Hierzu der Historiker Hans-Walter Schmuhl in einem Brief vom 14. Juni 2003 an mich: »Vor der Einführung der modernen Leistungsverwaltung galt das Subsidiaritätsprinzip: Anfallende Probleme versuchte man zunächst im Rahmen der Familie, des Netzwerks aus Freunden und Verwandten, der Nachbarschaft zu lösen. Überstieg das Problem deren Möglichkeiten, gründete man eine Stiftung oder einen Verein, um Lösungsstrategien zu entwickeln (es gab Zwischenstufen, zum Beispiel konnte man Nachbarschaften als Bruderschaften oder Vereine organisieren, das gibt es etwa im Westmünsterland heute noch). War das Problem so gravierend, dass gesellschaftliche Selbsthilfe nicht mehr ausreichte, mussten eben ›die Stadtobrigkeit‹, ›die Kommune‹ oder ›der Staat‹ einspringen. Also: Jedes Problem wurde auf der untersten Ebene angegangen, die gerade noch möglich war. Mit anderen Worten: So viel gesellschaftliche Selbsthilfe wie möglich, so viel Obrigkeit wie eben nötig. ... Aber: Mit dem Siegeszug der modernen Daseinsvorsorge und des modernen Sozialstaats ist dieses alte Modell in Bausch und Bogen verworfen worden, und das war ganz sicher von Übel!«

Der Modernisierungsprozess hat demzufolge eine ziemlich umfangreiche Verliererseite:

1. Da die familiären Haushalte nicht nur Orte des Wohnens, sondern zumeist auch der Arbeit (landwirtschaftlich, handwerklich-gewerblich) waren, haben sie das Arbeiten an die Fabriken/Büros verloren, die längerfristig Kranken und Behinderten an das dadurch erst entstehende flächendeckende Netz sozialer Institutionen und die Erziehung/Bildung an die Schulen. Zusammengenommen bedeutet das einen dramatischen Verlust an sozialer Funktion, an Zusammenhalt und Autorität. Eigentlich blieb für die Familien nur noch die Aufgabe einer vom Sozialen abgekoppelten intimen Gefühlskultivierung. Seither wird die Familie als Auslaufmodell gehandelt – bis vor kurzem.
2. Ähnliches gilt für die Kommune, deren Kernaufgabe menschheitsgeschichtlich bis dahin ja in der Daseinsfürsorge für alle Bürger bestanden hatte.
3. Die ebenfalls menschheitsgeschichtliche Institution der Nachbarschaft wurde weitgehend zum Verschwinden gebracht, wenn auch nie ganz.
4. Selbst die Kirchen, als Träger der neuen sozialen Insti-

tutionen eigentlich Profiteure dieses Prozesses, erlitten Schaden, weil sie in zweckrationaler Arbeitsteiligkeit ihre diakonische Professionalität getrennt von den Kirchengemeinden organisierten, die ihrerseits jetzt nur noch für den Gottesdienst zuständig waren und an sozialer Bedeutung für Andere verarmten.

5. Eine noch folgenschwerere Entwertung erlitten die institutionalisierten chronisch Kranken und Behinderten: Denn eine Bevölkerungsgruppe, deren Mitglieder aus ihrer Lebenswelt herausgerissen, selektiert, homogenisiert, nach negativ bewerteten Merkmalen sortiert, in der Massenhaltung einer Institution unbefristet konzentriert werden, ist so objektiv entwertet, dass zumindest in Krisenzeiten auch die Gewalthemmschwelle ihnen gegenüber niedriger werden muss.
6. Dieselbe Entwertung, Verarmung, ja, Amputation betrifft aber auch jeden einzelnen Bürger, der ja bis zum Beginn der Moderne regelhaft im selben Haushaltsraum zeitgleich sowohl produzierend tätig als auch in der Pflege sorgebedürftiger Haushaltsmitglieder sozial tätig war. Offenbar gehört zum Menschen das Spannungsfeld zwischen zwei vital lebensnotwendigen Grundbedürfnissen, dem Bedürfnis nach Selbsterhaltung und Selbstbestimmung sowie dem Bedürfnis, soziale Bedeutung für Andere zu haben, von Anderen gebraucht zu werden, notwendig zu sein. Jetzt konnten sich die Bürger einreden, sie hätten nur noch das erstere, egologische, und nicht mehr das letztere, alterologische Bedürfnis – mit dem zu Anfang dieses Kapitels beschriebenen Nachteil für die Ausgewogenheit zwischen den drei Dimensionen eines gesunden Lebensstils.

Heute klingt es daher vielleicht nicht mehr übertrieben, wenn folgender Vergleich gezogen wird: Wie eine zu große Entlastung von motorischer Aktivität dank des technischen Fortschritts zur Muskelatrophie führt, so bedingt eine zu große Entlastung von sozialer Bedeutung für Andere soziale oder moralische Atrophie. Anders ausgedrückt: Der atemberaubende Zuwachs an politischer und ökonomischer Freiheit in der Epoche der Moderne kann sich, wenn die anderen menschlichen Verhältnisse sich nicht mit entwickeln, von einem bestimmten Grad an zu egologischer Willkür entleeren, nämlich wenn – wie Hegel gesagt hätte – die Erdung der Freiheit durch »Einsicht in die Notwendigkeit« verloren geht. Und der litauisch-jüdisch-französische Philosoph Emmanuel Levinas, dessen Denken als Insasse in einem NS-Lager für jüdische Kriegsgefangene geschärft wurde, bringt das so zum Ausdruck: »Die Freiheit des Anderen kann niemals in der meinen ihren Anfang haben.«[35] Noch anders ausgedrückt: Die ethische Orientierung an der Gerechtigkeit für alle braucht, um der Gefahr der Formalisierung zu entgehen, zur Gegenkontrolle die ethische Orientierung an der Sorge des jeweils Einzelnen. Hier ist die Medizin, darin Wolfgang Frühwald folgend, dem ehemaligen Präsidenten der Deutschen Forschungsgemeinschaft, eine besonders wirksame Vermittlungsinstitution, wenn sie Vorsorge in Sorge einbettet und wenn sie Menschsein nicht nur als Körperhaben, sondern auch als Leibsein bestimmt.[36]

Zum Preis des Modernisierungsfortschritts gehörte also nicht zuletzt auch die Zerstörung der kommunalen Tragfähigkeit, die trotz aller rationaler Ersatzkonstrukte nicht zu kompensieren ist und ohne die eine Gesellschaft schlecht gesund sein kann. Diese Erkenntnis und die damit ermöglichte Wende kam erstmals nach 1945 wirksam zum Ausdruck in dem weltweiten Erschrecken darüber, wie mörderisch eine moderne Kulturnation – das Deutschland des Nationalsozialismus zum Beispiel – mit ihren Behinderten umgehen kann.[37] Man fand letztlich nur eine Antwort auf diese Tat: die Ausgrenzung der Sorgebedürftigen, also der »Minderwertigen«, der »Untermenschen«, der »Ballaste-xistenzen«, mithin des »Störpotenzials« des reibungslosen Fortschritts, aus den sie tragenden kommunalen Lebenswelten. Ihre Institutionalisierung hatte offenbar zwangsläufig zu ihrer Entwertung geführt, die in Krisenzeiten (Zweiter Weltkrieg) die Bereitschaft zu ihrer Vernichtung zur Folge haben musste.[38] Dasselbe war beispielsweise auch im Bosnien-Krieg zu beobachten. Und könnte letztlich in jedem Land passieren.

Praktische Konsequenz dieses Erschreckens war die ebenfalls inzwischen weltweit entstandene Bewegung der Deinstitutionalisierung. Die Konzepte hierfür heißen heute bezeichnenderweise »community care«: Die Sorge wird aus ihrem modernisierungsbedingten Exil in den Institutionen wieder in die Kommunen repatriiert, wo sie menschheitsgeschichtlich schon immer ihren Ort hatte. Länder wie Schweden und Norwegen kommen nach fast 50-jähriger geduldiger Kleinarbeit und beharrlicher gesetzgeberischer Aufmerksamkeit heute wieder ohne Institutionen für Behinderte aus. Von Bedeutung ist, dass die Deinstitutionalisierungsbewegung in allen Ländern nicht von den Regierungen, sondern von sensibilisierten Bürgern ausging. Staat und Markt passten sich dem mehr oder weniger zögerlich an. Am widerständigsten waren – trotz gegenteiliger Lippenbekenntnisse – die Lobbyverbände der Sozialprofis, da sie ihre Expertenkompetenz durch eine solche Rekommunalisierung in Frage gestellt sahen.

Es kann nicht verwundern, dass solche Erfahrungen in der zweiten Hälfte des 20. Jahrhunderts auch das Nachdenken über die Natur des Menschen veränderten, über Krankheit und Gesundheit und über die Beziehungen zwischen den Menschen, insbesondere zwischen Stärkeren und Schwächeren. Dies schlug sich unter anderem in der sozialpolitischen Bewegung des Kommunitarismus nieder. Verstärkt wurden diese Tendenzen durch den Umstand, dass ab 1980, zumindest in Europa und den USA, die Wirtschaft nicht mehr, wie bis dahin als selbstverständlich unterstellt, nennenswert wuchs. Allmählich dämmerte es, dass der Sozialstaat die anstehenden Probleme nur so lange unter Verzicht auf Sozialgesellschaft zu lösen vermochte, wie ein Wirtschaftswachstum ihm die Voraussetzungen dafür lieferte. Entfiel dies, drohte der Sozialstaat unbezahlbar zu werden und zu scheitern – mit allen Konsequenzen.

Ich beschränke mich bei der Beschreibung dieses neuen Nachdenkens über den Menschen auf wenige Stichproben, die ich für unser Thema wichtig finde. So hat der Sozialphilosoph Jürgen Habermas in seiner Rede zum Buchhandels-Friedenspreis 2001 (kurz nach dem 11. September) vorgeschlagen, dass wir heute wohl nicht nur in einer postmodernen, sondern auch in einer »postsäkularen Gesellschaft« leben, schon weil sich nach der Moderne und nach einigen Jahrhunderten der Säkularisierung gezeigt habe, dass der Mensch nicht genug Sinn allein aus sich selbst beziehen kann, vielmehr hierfür den Anderen oder das Andere braucht, gleichgültig, ob damit der andere Mensch, das Gute, Gott oder die Natur gemeint sind. Sonst, so füge ich hinzu, wird aus der Fortschrittsfalle (und ihrer Spielart der Gesundheitsfalle) auch noch die Diesseitsfalle, in der der Mensch vor lauter Entlastung vom Anderen, Fremden, Äußeren im Saft der reinen Immanenz schmort. Deshalb ist für den Philosophen Bernhard Waldenfels der Mensch das auf den Anderen oder das Andere »antwortende Wesen«, das sich nicht nur aktiv den Anderen aneignet, sondern das sich ihm auch passiv aussetzt, in seinen Dienst tritt.[39] Dem hatte der Anthropologe Hellmuth Plessner schon vor Jahrzehnten mit seinem Konzept vom »exzentrischen Wesen« des Menschen vorgearbeitet.[40] Und der Philosoph Ludwig Siep fordert ein neues Nachdenken über die Eigenart der Natur, die wir nicht nur erzeugen, sondern von der wir auch gezeugt sind und damit belastet bleiben, da ihre restlose Aneignung uns misslungen ist.[41]

Und nach Emmanuel Levinas verdanken wir den Griechen die eine Hälfte unserer europäischen Denktradition, und in deren Folge den Humanismus, die Aufklärung und die Säkularisierung. In diesem Denken steht das Ich im Zentrum. Die andere Hälfte unseres tradierten Denkens ist in einem Zusammenhang mit der Bibel zu sehen, das den anderen ins Zentrum der Aufmerksamkeit rückt. Europa ist demzufolge stets »am gesündesten« gewesen, wenn es keine der beiden Traditionen vernachlässigt hat. [42] Doch in den letzten 200 Jahren gibt es für das biblische Erbe einen Nachholbedarf, in der biblischen Ethik des anderen liegt ein großes – auch sozialgesellschaftliches – Innovationspotenzial brach. Die biblische Aufforderung, dass »einer« nicht so sehr die eigene, sondern mehr »des Anderen Last« tragen solle (Gal. 6,2), weil dies unter dem Strich für beide besser sei, müsste dazu führen, dass künftig als psychotherapeutisches Ziel nicht nur wie bisher die gesund-egoistische »Ich-Stärke« zu gelten hat, sondern auch so etwas wie eine – bürgergesellschaftliche – »Ich-Schwäche«, also eine eher passive Tugend, die mit der Empfänglichkeit für und der Belastbarkeit durch den Anderen verbunden ist.

Es ist für Levinas das nackte, ungeschützte Antlitz des Not leidenden Anderen, das den Menschen schon immer anging. Es fordert ihn heraus, sich dem anderen auszusetzen, in seinen Dienst zu treten, ihn mit einem Anspruch seiner sprechenden Augen wahrzunehmen. Jeder kennt diesen unmittelbaren Impuls in der Begegnung mit einem Hilfsbedürftigen. Natürlich habe ich immer die willkürliche Freiheit, dem Appell der Augen des Anderen nicht zu folgen, dazu muss ich aber diesen Imperativ, diesen bei mir schon vorhandenen Impuls ausschlagen. Folge ich ihm dagegen, reißt mich der Andere zwar aus meiner willkürlichen Freiheit heraus, setzt mich jedoch dafür in meine moralische Freiheit ein.

Gedanken dieser Art geben Anlass, über die Beziehungen zwischen Menschen genauer nachzudenken, insbesondere über meine Beziehung zu einem Not Leidenden, egal, ob ich Bürger oder Arzt bin. Gern gefallen wir uns darin, eine solche Beziehung wechselseitig, dialogisch zu nennen, eine Partnerbeziehung auf Augenhöhe, eine Subjekt-Subjekt-Beziehung. In Wirklichkeit ist dies bestenfalls Wunschdenken, in der Praxis jedoch oft genug eine Tarnung, um mit Hilfe dieser Schutzbehauptung die abgrundtiefe Fremdheit des Anderen zu leugnen und ihn so umso leichter mir gleichzumachen, auf meine Linie zu bringen. Es wird ununterscheidbar, ob ich damit das Beste für ihn oder für mich will.

Aufrichtig und wirksam kann meine Beziehung nur sein, wenn ich zugebe und zum Ausdruck bringe, dass jede Beziehung zunächst zwei Konstanten hat, die unvermeidlich sind: einmal die offenere, ich-bezogene Subjekt-Objekt-Dimension, in der ich versuche, den anderen mir anzueignen, ihn zu manipulieren. Damit sie nicht zu zerstörerisch wird, muss ich sie vor allem einbetten in die andere, die passive, auf die Allgemeinheit bezogene Objekt-Subjekt-Dimension, in der ich mich dem Anderen aussetze, ihm ohne Hörigkeit gehorsam bin, in seinen Dienst trete. Auch sie findet sich in jeder Beziehung. Wegen ihrer

Verborgenheit bedarf es zu ihrer Kultivierung kompensatorischer Aufmerksamkeit.

Nur in dem Maße, wie mir diese Einbettung gelingt, kann meine Beziehung – vom Anderen her – glaubhaft, vertrauenswürdig, auch vertragsfähig werden. Einem Dritten kann sie dann sogar gelegentlich als dialogische Subjekt-Subjekt-Beziehung erscheinen. Denn der mit dem Vertrauen verbundene Vorschuss bedeutet ja, dass ich mich auf jemanden verlasse, also dass ich mein Selbst auf den Anderen hin verlasse.

All diese Überlegungen, die das Denken und Handeln vom Anderen her wiederentdecken und stark machen, lassen es nicht mehr so abwegig erscheinen, dass gerade die Humangenetik als medizinische Leitdisziplin heute geeignet ist, für diese Kultivierung einen Beitrag zu leisten. Die Humangenetikerin Sabine Stengel-Ruthkowski hat dafür folgendes Paradigma formuliert: »Ich verstehe mein Fach als Wissenschaft von der Variabilität der Menschen. ... Es geht hier nicht um Krankheiten, sondern um unterschiedliche Genprogramme, mit denen man geboren werden kann. Sie sind für die Menschen, die sie tragen, normal, auch wenn sie mehr oder weniger selten sind. Wir diagnostizieren weder Defekte noch Störungsbilder, sondern unterschiedliche genetische Normalitäten. Veränderungen gehören zum Leben. Mutationen sind Voraussetzungen für die ständige Erneuerung einer Population und ihre Anpassung an sich ständig ändernde Umweltbedingungen. Sie stabilisiert sich durch Vielfalt und destabilisiert sich durch Homogenität – nicht nur biologisch, sondern auch sozial.«[43]

Alles spricht dafür, durch Wiederausweitung einer eigenen sozialgesellschaftlichen Kultur zur Ausgewogenheit, Gesundung oder Gesunderhaltung unserer Lebensstile beizutragen. Auf die Wohlfahrtsverbände können sich die

Bürger dabei allerdings kaum noch verlassen. Nicht nur, weil sie die Lobby der Sozialprofis sind. Vielmehr waren die Wohlfahrtsverbände, die sich in der Vergangenheit mit Recht gern als Repräsentanten der Sozialgesellschaft bezeichnet haben, diejenigen, die die gesetzlichen Impulse zur Vermarktlichung des Sozialen kaum zu verhindern gesucht, sich vielmehr einigermaßen freudig Unternehmermentalität, Wettbewerb, Benchmarking und Wachstumszwang zu Eigen gemacht haben. Manche gefallen sich gar in der Rolle des Global Players. So haben sie zumindest fürs Erste ihr Recht auf Vertretung sozialgesellschaftlichen Engagements verspielt.

Und wie sieht es hinsichtlich der sozialgesellschaftlichen Begründung mit dem Gespräch zwischen Bürgern und Ärzten aus? Die Antwort auf diese Frage ist offen, auch wenn es zunehmend Beispiele für sozialgesellschaftliches Engagement von Ärzten gibt. So wenn etwa Eberhard Hesse von einer Allgemeinpraxis aus für einen ländlichen Bereich von 30 000 Einwohnern im niedersächsischen Brinkum, in Zusammenarbeit mit der Kommune zehn teilweise an Praxen angeschlossene Beratungsstellen, drei Teestuben und 20 Selbsthilfegruppen zum Laufen gebracht und zudem 48 Suchthelfer ausgebildet hat.[44] Allgemein steht die Richtungsentscheidung der Ärzte aber noch bevor. Einerseits bedarf es dazu der Freiheit und damit auch der Selbstverwaltung der Ärzte. Sie müssen sich der Gesellschaft als unabhängige und eigensinnige Institution zumuten, wenn sie ihren Beitrag zur Gesellschaftsstabilität leisten sollen. Andererseits werden sie Freiheit und Selbstverwaltung nur retten können, wenn sie diese zwar auch, aber nicht mehr vorrangig zur Durchsetzung berufsegoistischer Interessen nutzen, wenn man auch öffentlich erkennen kann, dass sie nicht Dienstleister sind, sondern im Dienst des Anderen und der Anderen besonders auf kommunaler Ebene stehen und arbeiten wollen.[45]

Als Arzt habe ich mich dann künftig auf das einzige unerschöpfliche Ressourcenpotenzial, auf die kommunale Lebenswelt aller Bürger einzulassen und diese so mitzugestalten, dass sich dies für jeden einzelnen meiner Patienten gesundheitlich auswirkt. In diesem Sinne habe ich Gemeindemediziner, Arzt von der Gemeinde her, zu sein, und zwar nicht als zusätzliche Spezialität und an der Peripherie, sondern im Kern meines Arztseins. Denn nur auf diese Weise kann ich dazu beitragen, dass die sich mir anvertrauenden Patienten in dauerhaften Beziehungen Halt finden, mehr Loyalität erleben und sich dem Fremden aussetzen, wodurch sie sich von ihrer krankheits-, arbeits- und erlebnisbedingten Selbstbezogenheit befreien, Entlastung von nicht einlösbarer Selbstbestimmung erleben, ich-bezogene Isolation hinter sich lassen, über die Gesundheitsfalle lachen, sich zu langfristigen Zielen aufmachen, sich der Andersheit des Anderen aussetzen, ihre Schultern eher mit der Last Anderer wieder belasten und – über all dieses – mehr Vertrauen wagen.[46]

6

Gesundheit heißt mit der Krankheit leben

Wir Bürger wollen, dass die Ärzte die chronisch Kranken lieben lernen

In der Sozialgesellschaft als Ausdruck der Bürgergesellschaft und als Basis (vor Staat und Markt) der Gesamtgesellschaft ist also die Medizin verankert, als Fachausschuss für Krankheitsfragen, von der Ebene kommunaler Selbstverwaltung her. Bevor die Sozialgesellschaft nämlich in irgendwelchen Aktivitäten öffentlich sichtbar wird, besteht sie aus uns allen, insofern, als wir Steuer- und Beitragszahler sind, also das ganze Medizin- und Sozialsystem finanzieren. Dabei bezahlen wir aber nicht das Helfen, vielmehr die technische Könnerschaft von Ärzten und anderen Menschen, die einen »helfenden« Beruf ausüben.

Das wird daran deutlich, dass wir als Bürger ständig anderen helfen. Praktisch ist immer jemand in unserer Umgebung in einer bestimmten Hinsicht schwächer oder stärker als ich. Dann helfe ich (oder es wird mir geholfen). Wir helfen, wenn jemand geboren wird, wenn jemand stirbt, in Not oder krank ist. Je näher uns der andere steht, desto mehr. Wir setzen dafür sogar unsere eigene Gesundheit aufs Spiel, im Extremfall auch unser Leben. All das ist für uns selbstverständliches soziales Leben. Wir scheinen das sogar biologisch zu brauchen: Wenn nämlich niemand mehr da ist, für den wir soziale Bedeutung haben, für den wir notwendig sind, geht es uns nicht gut, werden wir etwa depressiv oder zuletzt suizidal. Man verausgabt sich im Sorgen und Helfen, auch wenn man nicht mehr kann. Je offener und lebendiger das weitere kommunale Umfeld ist, desto eher springen dann andere bei und machen die Krankheit wieder tragfähig.

Dafür gibt es mehrere Ursachen: Im Laufe des 19. Jahrhunderts hatte sich das Wahrnehmungs- und Verantwortungsfeld der Ärzte so eingeengt, dass es ihnen nicht mehr um das Begleiten von Menschen, sondern nur noch um die diagnostisch-therapeutische Bekämpfung einer akuten Krankheit ging. So hatten sie einmal den ihnen früher vertrauten Grundsatz für sich gestrichen, dass bei der schweren Erkrankung eines Familienmitglieds grundsätzlich alle Mitglieder der Familie gleich viel leiden. Von dieser Blindheit für Angehörige fangen die Ärzte erst heute an, sich langsam zu erholen. Die sich aus diesem Missstand ergebenden Forderungen zur Heilung der Medizin habe ich in *Der gute Arzt* ausführlich beschrieben, etwa dass Ärzte ihre Beziehungen künftig nur noch »Arzt-Patient-Angehörigen-Beziehung« nennen dürften.

Schwerwiegend war auch eine andere Fehlentwicklung: War die Auseinandersetzung mit der Krankheit siegreich, ließen die Ärzte dies als ihren Erfolg feiern, als ob nicht der Patient, sondern der Arzt das bewirkt hätte. Dies kann man freilich noch als lässliche Sünde der Eitelkeit oder der Fortschrittseuphorie durchgehen lassen. Endete der Kampf jedoch mit einer Niederlage, starb der Patient oder wurde die Krankheit chronisch, zählte das die Medizin nicht mehr zu ihrem Zuständigkeitsbereich. Sterben und Chronifizierung waren jetzt nur noch Sache der Familie, der Sozialgesellschaft. Im Unterschied zu den klassischen ärztlichen Tätigkeiten des Begleitens, Linderns und Besserns zählte jetzt fast nur noch das Heilen. Und wo das heute noch nicht möglich war, würden spätestens übermorgen auch alle übrigen Erkrankungen heilbar sein; darauf hatte man sich zu konzentrieren. Die »Ethik des Heilens« hat in dieser Heilseuphorie ihren Ursprung. Der in der wissenschaftlichen Rationalisierung der Medizin engagierte Internist und Psychiater Wilhelm Griesinger sprach diesbezüglich von einem »lebendigen Krankheitsprozess«.[47] Damit meinte er, dass es Aufgabe des Arztes sei, Tag und Nacht mit der Krankheit zu kämpfen, solange sie akut, also »lebendig« sei. Sollte der Krankheitsprozess aber irgendwann »tot« sein, der Patient also chronisch krank, unheilbar werden, dann lohne sich der Kampf des Arztes nicht mehr, dann habe der wissenschaftliche Arzt geradezu sein Recht verloren, mit chronisch Kranken oder mit Sterbenden überhaupt noch umzugehen.

Man machte also die Heilbarkeit zum Unterscheidungskriterium und schuf so zwei unterschiedlich bewertete Klassen von Menschen; denn mit den positiv bewerteten heilbaren Menschen war nun von selbst definitionsgemäß auch die Gruppe der negativ bewerteten Unheilbaren geschaffen, die für den weiteren Fortschritt verloren waren. Das trug dazu bei, dass zur Entlastung der mit dem chronisch Kranken allein gelassenen Familien flächendeckend soziale Institutionen entstanden, um auch die Unheilbaren wenigstens zu pflegen, zu verwahren, wodurch sie freilich gesellschaftlich unsichtbar, ausgegrenzt und daher noch mehr entwertet wurden. Man etablierte eine Rangfolge: zunächst die Akut-Heilbaren, dann die immerhin noch sich selbst versorgenden, aber schon mit einem negativen Etikett versehenen Chroniker und schließlich die institutionalisierten, somit »festgestellten« chronisch Kranken (und Behinderten), die gänzlich abgeschrieben wurden, allenfalls noch des Mitleids würdig.[48] Die dieser negativen Etikettierung der Chroniker zugrunde liegende fortschrittsgläubige Heilserwartung von einer baldigen Machbarkeit einer leidensfreien Gesellschaft wurde in der biotechnischen NS-Medizin als Gefahr der Moderne deutlich: Die Unheilbaren hatten eben das Pech, von der »in Kürze« zu erwartenden Heilbarkeit nicht mehr profitieren zu können, weshalb ihre Leiden ebenso wie ihre Kosten sinnlos waren. Ihnen den Weg zum Erlösungstod freizugeben, war also humanitäre Menschenpflicht. Nicht zufällig bezog sich Hitlers Euthanasie-Erlass vom 1. September 1939 nicht nur auf Behinderte, sondern auf alle »unheilbar Kranken«, wenn man auch die Ausweitung auf die körperlich Unheilbaren erst nach dem Krieg umsetzen wollte. Dafür lag schon ein Sterbehilfegesetz in der Schublade, das in den Grundzügen – das Recht jedes Bürgers, bei einem für ihn unerträglichen Leiden sich von seinem Arzt den Tod geben zu lassen – dem der Niederlande ähnelt. Nicht, dass die Niederländer irgendetwas von den Nazis abgeschaut hätten – dazwischen liegen Welten. Nur folgen beide – unabhängig voneinander – einem zu einseitig liberalen Menschenbild, Herr über Leben und Tod sein zu können.

Nun gab es im 19. Jahrhundert relativ wenige chronisch Kranke. In der Regel wurde man entweder wieder gesund oder man starb. Das änderte sich im Laufe des 20. Jahrhunderts, als immer neue medizinische Fortschritte auch Herz-Kreislaufkrankheiten, Krebs oder Stoffwechselleiden wie Diabetes betrafen. Auch kam eine rapide Weiterentwicklung der Unfallchirurgie hinzu. Immer häufiger war man nun nach erfolgter Therapie weder gesund noch tot, sondern eben chronisch krank. Chroniker sind jetzt überwiegend Menschen, die früher in der akuten Phase ihrer Erkrankung gestorben wären, nun aber – bei hinausgeschobenem Tod – am Leben geblieben, Überlebende sind. Die Klientel der Hausärzte besteht heute schon zu 40 Prozent aus Chronikern, Tendenz steigend. So kann man sagen, dass der medizinische Fortschritt uns dazu führt, dass die chronisch Kranken allmählich der Regelfall sind, dass wir eine Gesellschaft der chronisch Kranken werden. Ergebnis des Fortschritts ist somit eine neue, in der Vergangenheit in dieser Größe unbekannte Bevölkerungsgruppe, mithin auch eine neue menschliche Seinsweise, da es in allen Lebensvollzügen einen Unterschied macht, ob ich mit oder ohne chronischer Krankheit lebe.

Andere – etwa lebensverlängernde oder chirurgische – Fortschritte der Medizin haben darüber hinaus noch weitere Bevölkerungsgruppen oder menschliche Seinsweisen hervorgebracht. So gibt es heute etwa die Seinsweise der Organtransplantierten, der Dialysepatienten, der Menschen im Wachkoma, der Hirntoten, aber auch der Embryonen, der Frühstgeborenen und schließlich die Seinsweise der Altersdementen. Menschen mit neuen Seinsweisen sind aber für die anderen Bürger zunächst befremdlich, Fremde. Wenn man die Zuwanderung von äußeren Fremden seit 1945 (Ostflüchtlinge, Gastarbeiter, Asyl Suchende, Auslandsdeutsche) und die heute vermehrt sichtbaren psychisch kranken und behindert Befremdlichen zusammenfasst, ist eher bewundernd festzustellen, dass die Deutschen noch nie in ihrer Geschichte in kurzer Zeit eine so große Fremden-Integrationsfähigkeit – recht und schlecht – bewiesen haben.

Seit nun immer mehr von uns in diesen neuen Seinsweisen leben, haben wir als Sozialgesellschaft von den Ärzten zu fordern, auf diese neue Situation, auf dieses – vielleicht ungewollte – Ergebnis des Fortschritts zu antworten und diese neuen menschlichen Seinsweisen nicht nur kennen, sondern sogar lieben zu lernen, anzunehmen, damit wir auch medizinisch in der »postsäkularen Epoche« ankommen. Das bedeutet nicht, dass das moderne biotechnische Krankheits-Bekämpfungs-Modell ersetzt werden soll, aber es muss in das biographische Modell des Begleitens eingebettet werden. Spätestens jetzt hat die Medizin zu lernen, nicht mehr vom erfolgsversprechendsten Patienten, sondern vom letzten auszugehen, wie es dem kategorischen Imerativ entspricht, wenn die Medizin nicht zum ökonomischen, sondern zum sozialgesellschaftlichen Bereich gehören, wenn sie nicht Gewerbe, sondern Dienst sein will.

Soweit wir uns in diesem Kapitel auf die quantitativ wie qualitativ wohl bedeutendste Veränderung beschränken, nämlich dass wir zunehmend eine Gesellschaft der chronisch Kranken werden, ist festzustellen, dass die Medizin diese neue Realität noch keineswegs hinreichend zur Kenntnis genommen, vielmehr bisher weitgehend verschlafen hat. Sie hält immer noch viel zu sehr am alten Fortschrittstraum fest, was sich nicht nur an der Bevorzugung der akut Kranken und an der Aversion gegen die chronisch Kranken zeigt, sondern auch daran, dass sie immer noch zu sehr die Methoden der Akutmedizin auf die chronisch Kranken anwendet und damit deren andersartige, eigene Seinsweise verfehlt.

Dieser skandalöse Entwicklungsrückstand betrifft gleichermaßen die Medizin als Wissenschaft, die Ausbildung sowie die Versorgungspraxis mit ihrem staatlichen Sicherstellungs- und Fürsorgeauftrag, damit also auch die ärztliche Selbstverwaltung. Der Entwicklungsrückstand mag subjektiv verständlich sein; denn wer gibt schon gern seinen Heilungsanspruch und sein Versprechen der Erreichbarkeit einer leidensfreien und rundum gesunden Gesellschaft auf? Und wer rückt schon gern statt der akut Kranken die chronisch Kranken an die erste Stelle, statt der Jüngeren die Älteren, statt der Ersten die Letzten? Dazu müsste man ja das überholt geglaubte biblische Erbteil gegenüber dem griechisch-aufklärerischen wieder stärker berücksichtigen. Man müsste sich auch ethisch stärker an der Andersheit, Fremdheit, Einzigartigkeit des Menschen aus Fleisch und Blut als an der statistischen Gerechtigkeit für alle orientieren. Und man müsste sich zu der schmerzlichen Einsicht durchringen, dass Gesundheit vielleicht zwar theoretisch die Abwesenheit von Krankheit ist; praktisch jedoch und für uns, die wir zunehmend chronisch krank werden, müsste Gesundheit eher »mit der Krankheit leben« heißen.[49] Der Internist Fritz Hartmann hat immerhin schon den Vorschlag gemacht, chronisch krank als »bedingt gesund« zu bezeichnen.[50]

Solange die Ärzte diesen Entwicklungsrückstand nicht aufholen, handeln sie unverantwortlich gegenüber den Belangen der Chroniker und ihrer Angehörigen, die sich von der Medizin im Stich gelassen fühlen. In jedem Fall dürfen die Ärzte sich nicht wundern, wenn ihre Patienten die Geduld mit ihnen verlieren, wenn die Wirtschaft nicht mehr warten will und der Staat nicht mehr warten kann, um den Entwicklungsrückstand mit eigenen Vorschlägen und Programmen aufzuholen. Natürlich sind diese entsprechend haarsträubend, wie man an dem jüngsten Konzept, dem »Disease-Management-Program« (DMP) sehen kann. (In diesem Konzept wird die Bezahlung von besonderen Leistungen für chronisch Kranke geregelt.) Und natürlich ist die Kritik der Ärzte daran überwiegend berechtigt. Bloß ist sie eben auch wohlfeil, da die Mediziner jahrzehntelang Gelegenheit gehabt haben, sich selbst zu ändern, um den heutigen Bedürfnissen der chronisch Kranken und der älteren Menschen glaubwürdig gerecht zu werden.

Was ist an Projekten wie dem DMP zu kritisieren? Zwar ist es schon ein Lichtblick, dass die chronisch Kranken erstmals öffentlich als eigene Bevölkerungsgruppe zur Kenntnis genommen werden: Aber einmal tut man so, als handele es sich um eine abgrenzbare Gruppe, während sie in Wirklichkeit zunehmend zum Regelfall werden. Zum anderen wird die Tradition der negativen Bewertung der chronisch Kranken fortgesetzt, teils noch verschlimmert. Sie werden dargestellt als Risiko, als unerträglicher Kostenfaktor, als zu teuer für den normalen, rein betriebswirtschaftlichen Geschäftsgang des Medizinsystems. Auftraggeber für den Arzt sind jetzt weniger – wie bisher stets üblich – die Patienten selbst, sondern die Krankenkassen. Der Arzt sieht sich von diesen Institutionen aufgefordert, Ziele der Gesellschaft zum Wohl des Ganzen am einzelnen Patienten zu erreichen. Wirkliche Freiheit fehlt also nicht nur beim Patienten, sondern auch beim Arzt, der diese aber braucht, um wirklich dienen zu können.

Indem der chronisch Kranke sich in eine Liste einschreiben muss, akzeptiert er sein Stigma als Unheilbarer. Arbeitgeber, Versicherer, aber auch Partner oder Eheanbahnungsinstitute werden künftig fragen, ob jemand ein »Listenpatient« ist. Zudem produzieren wir mit den »Einschreibern« auch die »Nichteinschreiber«, was heißt, wir produzieren gute und schlechte Chroniker. Obwohl der Arzt sein Auftragsspektrum vom Letzten her beginnen und den schlechtesten Nichteinschreiber am meisten lieben und Zeit für ihn haben müsste, bekommt der Arzt gerade für diesen nichts. Aber auch den guten Einschreibern wird bei Nichtwahrnehmung von fremdbestimmten Terminen im Rahmen des Hilfeplans mit Bestrafung gedroht – bis zum Rausschmiss. Ausgerechnet hier den *Homo oeconomicus rationalis* zu unterstellen, ist besonders verfehlt.

Geradezu schwachsinnig, jedenfalls unärztlich, ist aber die Intention, dass der DMP-Arzt seinen chronisch kranken Patienten anhand einiger technischer Parameter rational steuern soll. Damit wird nämlich eine typische Strategie der Akutmedizin nicht nur dem chronisch Kranken, sondern auch dem Arzt übergestülpt. Einen Plan für die Zukunft eines Menschen aufzustellen, ist unerlaubte und unwirksame Technisierung von Menschen, umso mehr, wenn gerade Chroniker Mut zu ihrer Entwicklungsfähigkeit aus sich selbst heraus finden sollen. Menschen sanktionsbewehrten Erwartungen zu unterwerfen, streicht das Unerwartete und damit die Singularität der Person.[51] Dabei sind die den Parametern für den Förderungsprozess zur Gesundung vorgegebenen Sollwerte statistischer Art, haben nichts mit der gerade hier besonders notwendigen Ermöglichung von Umwegen zum Finden des eigenen Lebensstils, mit der Krankheit leben zu lernen, der nur für ihn stimmigen Gesundheit des einzelnen Patienten zu tun. Dasselbe gilt für die Orientierung an Leitlinien, die bei akut Kranken hilfreich sein, bei einem chronisch kranken Menschen jedoch chronifizierungsfördernd wirken kann. Sowohl dem Chroniker als auch dem Arzt ist die entscheidende Voraussetzung für eine förderliche Zusammenarbeit, nämlich der freie Verantwortungsraum, weitgehend wegrationalisiert. Das Übermaß an Fremdkontrolle schwächt zwangsläufig die Selbstkontrolle und damit die Verantwortung, sodass der Arzt sich eher als Gesundheitsfunktionär vorkommt. Zusätzlich ist er mit der Angst vor der Haftung bei negativem Erfolg, der kontrolliert werden kann, belastet, was die Wahrscheinlichkeit eigener Fehler tendenziell vergrößert.

Weil hier einschlägig, an dieser Stelle auch noch ein Wort zu dem ebenfalls neuen Projekt der Fallpauschalen, Diagnosis Related Groups (DRGs): Nach diesem Konzept, wonach die Gesamtbehandlung eines Einzelfalls zunächst im Krankenhaus nach bestimmten Kennziffern bezahlt wird, soll die Verweildauer verkürzt, die betriebswirtschaftliche Rentabilität vergrößert und das Krankenhaus mit einem Gewinnanreiz gelockt werden. Die Folgen dieser Neuerung werden sein: noch mehr unsinnige und kostentreibende Spezialisierung (Schnäppchenmedizin), noch mehr Abschiebeneigung bei »schlechten« Kunden (Chroniker, Alte) und noch weniger Aufmerksamkeit für die soziale Realität des einzelnen Patienten. Nach dem Motto »Wenn nur der kurzfristige Vorteil für uns stimmt, sind uns die langfristigen Nachteile für andere egal« wird das DRGs-Konzept die Neigung zur Chronifizierung von Krankheit vergrößern. Das wird sich noch dadurch verstärken, dass in diesem hektischen Prozess keine Zeit für die Erprobung der Therapie in der Lebenswelt des Patienten bleibt, ebenso wenig für die vital notwendige Achtung der Belange der Angehörigen. Die Compliance des Patienten überlebt den Entlassungstag aus dem Krankenhaus nicht, sodass in weit höherem Maße als bisher die eigentlich überflüssige Verheimung des Patienten zur letzten Zuflucht wird, womit auch die ungünstige Entwicklung der jeweiligen Erkrankung garantiert ist.

Da nun die potenziell patientenschädigenden Auswirkungen der neuen Konzepte wie DPM und DRGs vorzugsweise mit dem Argument geleugnet werden, dass dies gar nicht sein könne, weil alle Abläufe »qualitätsgesichert« seien, muss auch noch ein Wort über das »Qualitätssicherungsmanagement« verloren werden, das das mit Abstand erfolgreichste Selbsttäuschungsmanöver der letzten zehn Jahre ist. Diese boomende »Q-Branche« schluckt immer mehr Budgetanteile, obwohl sie im Medizin- und Sozialsystem vor 20 Jahren noch völlig unbekannt war, ohne dass damals die »Qualität« erkennbar schlechter gewesen wäre, vermutlich weil das damalige Fehlen dieser Spielart der Fremdkontrolle gut für die Wachheit der Selbstkontrolle und der eigenen Verantwortung war. Der Trick der inzwischen flächendeckenden Institution der Qualitätssicherung besteht zunächst darin, dass alle Leute schon das Wort »Qualität« gut finden und immer mehr davon haben wollen. Die Befürworter der Q-Branche behaupten, dass wir heute so weit sind, Qualität messen zu können. Damit ist der gesunde Menschenverstand, der Quantität zwar für messbar, aber eben darum Qualität für nicht messbar hält, hinreichend eingeschüchtert. Das Messen hat zur Folge, dass wirkliche, also nicht messbare Qualität gar nicht mehr existiert, weshalb sie auch nicht bezahlt werden muss. Und damit ist erreicht, dass all das, was akut Kranke weniger, chronisch Kranke aber umso dringender brauchen, insbesondere reine Begleitungszeit, wegrationalisiert ist, was zwar diesen Patienten schadet, aber allen anderen ein gutes, qualitätsgesichertes Gewissen macht. Niemand sollte mehr auf den Etikettenschwindel mit der »Lebensqualität« hereinfallen, wenn ihm seine wirkliche Gesundheit lieber ist als die Gesundheitsfalle.

Wenn das so ist, wenn also der Markt vom aussichtsreichsten Patienten ausgeht und der Staat vom statistisch durchschnittlichen Patienten, dann wird von beiden Seiten gleichermaßen der chronisch Kranke in seiner besonderen Individualität verfehlt. Es kann also niemand der Medizin die Aufgabe abnehmen, ihren Entwicklungsrückstand selbst aufzuarbeiten. Denn nur sie kann wieder zu ihrer Grundhaltung finden, vom Letzten her zu denken und zu handeln. Sollte das gelingen, wäre dies geradezu entscheidend für die Heilung der Medizin. Hierzu noch ein paar Anregungen, an was dabei zu denken ist:

1. Immer noch handeln die medizinischen Lehrbücher die einzelnen Krankheiten nach ihrem Akutverlauf ab, während der (unerwünschte) Fall ihrer Chronifizierung verschämt am Ende des jeweiligen Kapitels kurz abgetan wird. Das fördert den Kardinalfehler der Ärzte, nämlich ihren chronisch kranken Patienten das Modell für akut

Kranke überzustülpen. Um sich davon frei zu machen, brauchen die Ärzte neben ihrer Akutmedizin eine ausformulierte, eigene Chronisch-Kranken-Medizin nach Grundhaltung, Wissenschaft, Lehre, Praxis und Versorgungsorganisation. Diese hat vom Letzten her zu denken und zu handeln, wie es für einen sozialen Bereich, im Unterschied zum Wirtschaftsbereich, ohnehin gefordert ist. Natürlich ist diese Norm eine typische Überforderungsnorm, der daher niemand ständig folgen kann. Das ist aber auch gar nicht nötig. Die Norm ist schon wirksam, wenn sie für wahr gehalten wird; denn dann folge ich ihr, wenn ich gerade die Zeit, die Kraft oder die Lust dazu habe. Damit werden zwar nicht die Letzten im biblischen Sinne die Ersten sein, es reicht aber, um für die Letzten, eingestreut zwischen anderen Patienten, da zu sein, um sie nicht systematisch abzuschreiben. Dies würde aber unvermeidlich passieren, wenn wir eine solche Überforderungsnorm nicht hätten, wenn die Gesellschaft neben dem Wirtschaftsbereich nicht auch noch einen eigenständigen Sozialbereich hartnäckig verteidigen würde.

2. Wenn ich den entscheidenden Unterschied zwischen akut und chronisch Kranken einmal salopp ausdrücken darf, dann besteht er darin, dass bei den Akuten an der Krankheit ein Mensch hängt, bei den Chronischen dagegen am Menschen eine Krankheit. Im ersten Fall hat das Modell der Krankheitsbekämpfung sein Recht, im letzteren geht es um die schwierige und mühselige, dafür menschengemäße Kunst des lebenslangen Begleitens – bis jeder einzelne chronisch Kranke den nur für ihn passenden Lebensstil, seine nur für ihn stimmige Gesundheit gefunden, besser: erfunden hat. Denn es geht hier ja darum, für das, was mir widerfahren ist, die richtige Antwort zu erfinden, die eine neue Antwort sein muss, da ich als

chronisch Kranker nie wieder der Alte werden kann: Meine alte Ordnung ist sinnlos geworden; ich habe für mich und mein Leben eine neue Ordnung zu erfinden.

3. Damit hängt zusammen, dass es für akut Kranke seit langem definierte und gesellschaftlich akzeptierte Rollen und Rollenerwartungen gibt, für chronisch Kranke – wie gesagt: zunehmend die Mehrheit von uns – jedoch keineswegs. Sie bewegen sich eher noch in einem entmutigenden sozialen Niemandsland. Für das Erfinden lebensfähiger Chronikerrollen ist es entscheidend, dass chronisch Kranke – wie alle anderen Menschen – nicht nur das Grundbedürfnis nach Selbstbestimmung haben, von dem allein aber niemand leben kann, sondern auch das Grundbedürfnis nach sozialer Bedeutung für Andere. Sie wollen von Anderen gebraucht werden, wollen notwendig sein für Andere. Dies kann in der eigenen Haushaltsführung geschehen, in diversen sozialgesellschaftlichen Aktivitäten oder in der Teilhabe am Arbeitsprozess. Selbst bei Alterskranken ist das subjektiv oft noch wichtiger als Pflege, nicht selten bis zum Sterben. Hier ist es ermutigend, dass die Bundestagsenquete über den demographischen Wandel (zu beziehen über den Bundestag) die Unternehmer auffordert, heute schon daran zu denken, dass sie in Kürze überwiegend nur noch solche Arbeitnehmer bekommen können, die sie momentan wegen Leistungsbeeinträchtigung oder zu hohem Alter rauszuschmeißen gewohnt sind. Sie sollten daher schon jetzt anfangen, die Produktionsabläufe ihres Betriebs auf die Fähigkeiten von Menschen mit Handicaps umzustellen.
4. Der Philosoph Gernot Böhme macht darauf aufmerksam, dass wir in unserer europäischen Autonomiekultur zwar die Rolle des Helfers etabliert haben, jedoch kaum die Rolle des Hilfeempfängers – und schon gar nicht auf

Dauer.[52] Je mehr aber die Anzahl der chronisch Kranken zunimmt, desto wichtiger ist es, auch die Rolle dessen, der dauerhaft abhängig ist, als eine gesellschaftlich akzeptierte Rolle zu erfinden. Damit die menschliche Seinsweise des Abhängigseins nicht mehr als demütigend erfahren wird, bedarf es hierzu des »souveränen« Menschen und der Wiederbelebung der Nachbarschaft. Dazu ein kleiner Selbstversuch: Sagen Sie mal zu Ihren halbwüchsigen Kindern »Übrigens erwarte ich von euch, wenn ich pflegebedürftig werde, dass ihr für mich sorgt!« Und beobachten Sie sich dabei, ob Sie das locker über die Lippen bringen oder ob Sie den Kloß der Selbstentwertung dabei im Halse spüren.

5. Die Rehabilitation als dasjenige Leistungsbündel, das gerade den chronisch Kranken zukommt, ist heute noch zum Teil im Bundessozialhilfegesetz geregelt, welches aber ein Instrument der Armenpolitik ist. Das ist ein sozialgesellschaftlicher Skandal. Ebenso bezeichnend und entwürdigend ist es, dass Rehabilitation im großen Umfang in gemeindefernen Reha-Kliniken und stationär organisiert ist, jedoch ambulant und kommunal angeboten werden müsste, um die chronisch Kranken in ihrer eigenen Lebenswelt begleiten zu können. Aber noch keine Regierung hat den Mut zu dieser Korrektur und damit zum Abbau des sinnlosen und überwiegend schädigenden Rehabilitationskurklinik-Bettenbergs gefunden. Zudem müsste Rehabilitation zu einem Recht werden, das den chronisch Kranken permanent und lebensbegleitend zusteht.
6. Im Rahmen einer Chronisch-Kranken-Medizin müsste die ärztliche Grundhaltung im Begleiten des chronisch Kranken bestehen,
   - wo sich der Arzt aus fremden Sorgen eigene Sorgen bereitet;

- wo die Krankengeschichte in die Lebensgeschichte ein- und umgeschrieben wird;
- wo – bezahlte – Zeit sein muss, die Lebensgeschichte des Patienten sich immer wieder neu erzählen zu lassen, bis er seine chronische Erkrankung in die eigene Lebensgeschichte integriert und für sich eine neue Ordnung gefunden hat;
- wo daher die Zeit des Arztes keine Rolle spielt, weil nur die Zeit des Patienten zählt, was übrigens, wenn der Arzt darin glaubwürdig ist, eher zeitsparend wirkt;
- wo der Arzt zahllose, äußerlich unsinnig wirkende und daher auch vom DMP bestrafte, aber subjektiv vital notwendige Umwege des Patienten mit ihm gemeinsam zu gehen hat, etwa wenn der Diabetiker gegen die Insulinabhängigkeit erst einmal mit einem Suizidversuch revoltieren muss; wenn man – wie beim Schmerz – oft nicht weiß, ob ein merkwürdiges Aggressions- oder Rückzugsverhalten noch Krankheitssymptom oder schon Selbsthilfeversuch ist; oder wenn ein Chroniker über lange Zeit objektiv ungesund lebt (Rauchen, Trinken, Essen, träge Bettlägerigkeit), dieses »Stillhalteabkommen mit sich selbst«[53] aber braucht, um wieder Mut zu weiterer Entwicklung zu fassen, um den Weg zu seiner Gesundheit aus sich selbst heraus zu erfinden;
- wo der Arzt der biographische Reisebegleiter des Patienten ist und sich so in seinen Dienst stellt, dass er glaubwürdig darin wird, sich stets von ihm korrigieren zu lassen, ohne ihm hörig zu werden (vielleicht die schwierigste Kunst des Arztes, nur in langer Erfahrung zu lernen);
- wo der Patient primär in seinem So-Sein akzeptiert wird, ohne Erwartung, ohne Ziel, ohne den ohnehin unmöglichen Hilfeplan;

- und wo das Handeln des Arztes in eine Beziehung eingebettet ist, wobei seine Rolle offiziell »unprofessionell« wie die eines Freundes oder wie die eines entfernten Verwandten – bei ausgewogenem Verhältnis von Nähe und Distanz – zum Haushalt des Patienten gerechnet wird; durchaus mit Anteilen von Liebe und Geduld (auch zu der Familie und der Nachbarschaft), aber auch mit Anteilen kalkulierter Überforderung, moralischer Erpressung, die den Patienten zum Ausschöpfen auch noch der letzten Ressourcen zwingt, also mit der Bereitschaft zur Einmischung und dazu, sich die Hände schmutzig zu machen, mit anderen Worten: dem chronisch Kranken ein chronischer Arzt zu sein.

7. Da aber auch die chronisch Kranken vom Letzten her zu denken sind, ist abschließend noch von denjenigen von ihnen zu sprechen, die fortschreitend zu Pflegebedürftigen und zu Sterbenden werden. Für sie kann das Heim, kann das Heimsystem auf Dauer immer weniger eine Perspektive sein, da es immer weniger gewünscht wird, es auch immer unbezahlbarer wird, und vor allem, weil eine menschliche Seinsweise der extremen Pflegebedürftigkeit und des Sterbens gerade nicht Massierung, sondern Individualisierung verlangt. Da mehr oder weniger alle chronisch Kranken sich wünschen, die Augen in den eigenen vier Wänden zu schließen, wenn sie sicher sein können, dass die damit verbundene Last nicht allein beim Ehepartner, bei der Tochter oder Schwiegertochter hängen bleibt, ist das, was bisher im Heim personell und technisch Halt gebend und hilfreich war, in die Wohnung zu übertragen, ist das Heim in die Wohnung zu holen. Hierfür ist in jedem Einzelfall ein nur für ihn passendes und zugleich für alle erträglicher »Sorge-Mix« aus hinreichend vielen familiären, nach-

barschaftlichen und professionellen Schultern zu komponieren, sodass jeder Helfende trotzdem noch zu seinen eigenen Interessen kommt. Dies wird die größte sozialgesellschaftliche Herausforderung für die nächste Zeit sein. Ärzte werden hier eine neue Glaubwürdigkeit finden können, wenn sie einen solchen Prozess nicht mehr, wie bisher, behindern, sondern wenn sie ihn fördern.

7

Gesundheit ist verborgen

Wir Ärzte finden zu neuer Glaubwürdigkeit nur über radikale Selbstkritik und Rückzug auf unsere Kernaufgaben

Wer den ebenso unvermeidlichen wie schmerzlichen Weg der Selbstkritik mit Gewinn gehen will, tut gut daran, die Fehler der anderen zunächst mal einzuklammern, also so zu tun, als ob man nur selbst Fehler gemacht habe. Ausschließlich nach den Fehlern der Ärzte möchte ich in diesem Kapitel fragen, um herauszufinden, wie und was daraus zu lernen ist. Für ein solches Vorgehen gibt es einen guten Grund: Man kommt besser an sich selbst heran, kann also sich selbst besser als andere ändern.

Beginnen möchte ich mit dem unglücklichen Zusammentreffen zweier Veränderungen am Ende des 19. Jahrhunderts. Einmal hatten die Ärzte, verführt von den eigenen Erfolgen, ihren alten Grundsatz »Die Natur heilt, der Arzt assistiert ihr« durch den eigenen Anspruch ersetzt, sie selbst seien es, die heilen könnten, sie seien die »Heiler«, die »Gesundmacher«.[54] Zum anderen war durch die Reichsversicherungsordnung für die Ärzte über Nacht eine völlig neue Situation entstanden: Waren sie bisher in der Regel nur für wenige privilegierte Bürger befreundete Hausärzte gewesen, hatten sie nun plötzlich das Recht und die Pflicht, kulturell Fremde, Proletarier und Arme zu behandeln, die sie bislang als Menschen kaum wahrgenommen hatten. Mit einem Mal mussten sie ihre Praxis vollständig umorganisieren, um tayloristisch in einer Fünf-Minuten-Medizin Massen von Patienten abzuarbeiten. Das gelang ihnen nur, indem sie die ihnen zugesprochene Autorität überstrapazierten, wie sie es etwa von Offizieren kannten, die ihre Soldaten dressierten. So ließ diese ungünstige historische Konstellation die Figur des »Halbgottes in Weiß« entstehen, der ständig zu Größenwahn verführbar war. Und so wurde erstmals der Arzt zum Heiler und zum Gesundmacher von Massen. Hierin liegt übrigens die Grundvoraussetzung für den Glauben an die therapeutisch-präventive Herstellbarkeit der leidensfreien Gesellschaft. In der Folge unterlagen die Ärzte immer wieder dieser faszinierenden Zielprojektion, besonders im Ersten Weltkrieg und noch weit mehr im Dritten Reich.

Vom Nullpunkt des Jahres 1945 aus konnte man leicht permanentes ökonomisches Wachstum für selbstverständlich halten, sodass die ärztliche Selbstverwaltung sich zu sehr auf die Interessenvertretung der Ärzte beschränkte, damit auch sie immer mehr vom Wirtschaftswunderkuchen abbekommen sollten, der Bevölkerung durch allzu leichtsinnige Fortschrittsversprechungen akzeptabel gemacht.

Einen ersten Dämpfer erfuhr diese kritiklose Euphorie in den sechziger Jahren. Die antiautoritäre Bewegung demontierte die Autorität der Ärzte, vor allem in der Kritik an der damals besonders faszinierenden, weil ersten medizinischen Hightechinnovationen, der Intensivmedizin. Es kam zur anfangs oft genug berechtigten Kritik des »sinnlos an den Schläuchen der seelenlosen Apparatemedizin gequälten Patienten als Opfer inhumanen Forscherehrgeizes«. Von der amerikanischen Bürgerbewegung aus, dann auch in ganz Europa, fand die Forderung nach dem Selbstbestimmungsrecht des Patienten in kurzer Zeit breite Akzeptanz.

Ohne aus den bisher gemachten Fehlern zu lernen, beschränkten sich die Ärzte auf die Methode der Identifikation mit dem Aggressor: Die Mediziner machten sich die Patientenselbstbestimmungsforderung zu Eigen, freilich fast nur auf der formalen Ebene schriftlicher Zustimmung (»informed consent«), was von in Not befindlichen Abhängigen leicht zu erreichen ist, sodass sie diese Forderung in eine Waffe für ihre eigenen Interessen umschmieden konnten. Nach dem Motto »Der Patient hat es ja unterschrieben« konnten sie einen Teil ihrer Verantwortung an den Patienten abgeben, statt in kritischer Auseinandersetzung mit sich selbst die Grenze zu finden, bis zu der sie die jeweilige technische Neuerung dem Patienten zumuten durften. Damit hatten sie wieder einen Teil der ihnen zugeschriebenen Autorität, ihrer Glaubwürdigkeit verspielt.

Entsprechend waren die Ärzte kaum für die folgenden Schwierigkeiten gerüstet, die begannen, als es etwa ab 1980 mit dem Wachstum der Wirtschaft und der Vollbeschäftigung vorbei war. Die Erwerbsquote sank und mit ihr das für das Medizin- und Sozialsystem verfügbare Finanzvolumen. Die Verantwortlichen setzten in ihrer Not zunächst auf das für Kostensenkung untaugliche Mittel der Vermarktlichung und der Privatisierung. Obwohl gerade mit dem damit verbundenen Wettbewerb und dem nachfolgenden Zwang zur Mengenausweitung die Eigenart des ärztlichen Berufs und der ärztlichen Selbstverwaltung besonders bedroht war, fiel der Widerstand der Ärzte dagegen mager aus, sei es aus mangelnder Glaubwürdigkeit der Argumente, sei es, weil man sich auch diese Veränderung, kurzfristige Vorteile witternd, zu schnell zu Eigen machte. Als aber die politisch Verantwortlichen nachfolgend die bürokratischen Fremdkontrollen verschärften, um die destruktiven Folgen der Ökonomisierung zu mildern, richtete sich der geballte Widerstand der Ärzte gerade hiergegen.

Sachlich sicher zu Recht, im Rahmen des geschichtlichen Gesamtzusammenhangs jedoch politisch falsch beziehungsweise einseitig. Die Ärzte waren es noch immer gewohnt, im Staat den Hauptfeind zu sehen. Sie hatten es seit vielen Jahrzehnten versäumt, ihre Eigeninteressen zu hinterfragen und die erforderlichen Reformschritte selbst frühzeitig genug vorzuschlagen. Daher waren sie auch nicht in der Lage, zur Kenntnis zu nehmen, dass die Hauptbedrohung jetzt weit mehr im Markt als im Staat zu sehen war, was auch beinhaltete, dass schließlich die Gesundheitsfalle zuschnappen konnte, wodurch immer mehr bisher Gesunde in behandlungsbedürftige Kranke umgedeutet wurden, die Ärzte ihren Zuständigkeitsradius ständig erweiterten und das Leben im Hinblick auf ein »selbstvergessene Weggegebensein« verarmte – alles im Namen der Gesundheit.

Was ist aus all diesen Fehlern zu lernen? Am vordringlichsten wohl, dass die Medizin sich zunächst auf ihr Eigenes, ihr Wesen, die Eigenart ihres Auftrags besinnt, sich zurücknimmt. Denn wenn die Medizin nicht selbst von innen heraus zu ihrer Abgrenzung und zur Neuorientierung ihrer Ziele und Mittel findet, bleiben alle gut oder weniger gut gemeinten Reformkonzepte von außen weitgehend unwirksam. Dabei sind viele Perspektiven zu berücksichtigen. Ich stelle im Folgenden teils empirische, teils normative Aussagen zur Diskussion. Dazu wähle ich nach Möglichkeit die Ich-Form, wobei wie immer der Arzt wie auch die Mitglieder der anderen »helfenden« Berufe gemeint sind:

1. Ich als Arzt (oder Krankenschwester) rechtfertige mein Selbstbewusstsein und damit meine Glaubwürdigkeit damit, dass ich Repräsentant einer Halt gebenden und sinnstiftenden Institution bin, der Medizin, die – ver-

gleichbar nur mit Bildung und Justiz – den Auftrag hat, die Voraussetzungen für ein möglichst gesundes, kreatives und solidarisches gesellschaftliches Leben zu garantieren. Dies geschieht immer im Rahmen schon vorgegebener sozialgesellschaftlicher Bemühungen des Helfens. Schon dadurch grenze ich mich von der Dienstleistung ab, die ich als eine Branche der Wirtschaft ja erst ermögliche. Ich kann diesen Auftrag aber nur erfüllen, wenn ich mich von anderen Institutionen abgrenze, auch von gesellschaftlichen Erwartungen, wie etwa der, dass mehr Medizin mehr Gesundheit bedeutet. Hier ist nicht Konsens, sondern Kontroverse angesagt. Die Medizin kann ihre gesellschaftsstabilisierende Rolle nur spielen, indem sie sich Wünschen versagt, sich dem Zeitgeist widersetzt, streng auf der Eigenart und den Grenzen der immanenten Möglichkeiten besteht und sich so ohne falsche Versprechungen und sperrig der Gesellschaft zumutet. Je besser ihr diese Reduktion auf das Kerngeschäft gelingt, desto mehr befreit sie sich von den fatalen Gesundmacher-Heilserwartungen des 19. Jahrhunderts.

2. Dieses Kerngeschäft besteht für mich als Arzt nicht in der Herstellung von Gesundheit, sondern darin, dass ich die Voraussetzungen für Gesundheit, für einen gesunden Lebensstil jedes Einzelnen dadurch begünstige, dass ich zum einen chronisch Kranke so begleite, dass sie mit ihrer Krankheit leben lernen, und zum anderen, akut Kranken so beistehe, dass sie lernen, ihre Krankheit selbst zu heilen. Ich tue dies, indem ich mich zuerst als Person dem einzelnen Patienten passiv aussetze, um ihn dann im Schutze dieser Grundhaltung aktiv, auch technisch-aktiv zu beraten, zu begleiten, seine Krankheit zu lindern, zu bessern und gelegentlich auch zu heilen – wohlgemerkt: in dieser Reihenfolge, nicht etwa umgekehrt. Ich wirke

also zunächst durch meine Person, durch meine Beziehung, und erst wenn das nicht reicht, was meistens der Fall ist, auch durch meine technischen Kompetenzen. Als Oberbegriff für mein Handeln eignet sich vielleicht am ehesten das Wort »assistieren«.[55] Assistenz bedeutet Beistand und Dienst. Wenn ein Arzt aber nur in diesem Sinne assistieren und sich damit auf seinen wirklichen ärztlichen Auftrag beschränken würde, wäre er nach kurzer Zeit verhungert, würde seine Praxis/sein Krankenhaus pleite machen. Würde also eine Reform vom Kerngeschäft der Medizin ausgehen und auch die Finanzierung daran ausrichten, statt immer nur von den peripheren Rahmenbedingungen her, von außen zu kommen, wären die meisten Kostenprobleme vermutlich schnell gelöst.

Die Gesundheitsfalle kommt aber nicht nur als Heilungs-, sondern auch als Präventionsfalle zum Ausdruck. Wie ich, obwohl heute betriebswirtschaftlich dazu genötigt, Gesunde nicht in kranke Behandlungsbedürftige umdeuten darf, so auch nicht in Noch-nicht-kranke Präventionsbedürftige. Es sei denn, es ginge um den individuellen Lebensstil eines Einzelnen oder gegen eine bestimmte Krankheit als solidarische Aktion aller. Denn würde ich hier als Arzt meine Grenze nicht beachten und mich für Gesundheit allgemein zuständig machen, trüge ich dazu bei, das Gesundheitssystem zu einem Gesundheitsvernichtungssystem zu machen. Der gesundheitsbewusste ist nicht der gesunde Bürger, wie sehr auch ökonomisch dazu gedrängt. Damit hängt das brisante, noch nicht geklärte Spannungsfeld zwischen Gesundheitswissenschaft und Medizin als »Krankheitswissenschaft« zusammen, in dem beide Seiten davon leben, über die jeweils andere die Nase zu rümpfen. Während die letztere die erstere als medizinblind kritisiert, wirft die erstere der letzteren Defizitorientierung vor und preist unkritisch die Überlegenheit der Salutogenese über die Pathogenese. Dabei läge es nah, dass die mehr an Gerechtigkeit orientierte Gesundheitswissenschaft und die mehr an der Sorge orientierte Medizin sich gegenseitig als Kontrollorgan für die jeweils eigenen Gefahren wertschätzten. Für die Arzt-Patient-Beziehung bleibt die Wiederherstellung des Vertrauens das Ziel. Der Patient muss davon ausgehen können, dass sein Arzt ihm zum richtigen Zeitpunkt den für seinen Lebensstil passenden Präventionsvorschlag macht, damit er sich darum nicht sorgen muss und eben dadurch gesund – weggegeben – leben kann.

3. Die Marktfalle, also die möglichst vollständige Ökonomisierung der Medizin, auf die gegenwärtig alle Gesundbeter der »kranken Medizin« setzen, ist aber nicht nur aus soziologischen Gründen zu vermeiden. Sie wirkt vielmehr kostentreibend, kann zwar kurzfristig die Einzelleistung verbilligen (während sie über Wettbewerb, Ranking und Benchmarking die Ressource kollegialer Kooperation zerstört), zwingt aber zugleich alle Beteiligten zum gesundheitsvernichtenden Mengenwachstum. Schließlich verbietet sich die tendenzielle Gleichsetzung von Sozial- und Wirtschaftsordnung auch aus moralischen Gründen. Denn ich habe die Gerechtigkeitsethik in die erst wiederzubelebende Sorgeethik (care ethics) des Arztes einzubetten. Beide gemeinsam verpflichten umso mehr, grundsätzlich stets mit dem chancenlosesten, am wenigsten marktfähigen Patienten kompensatorisch mit dem größten Aufwand zu beginnen. Für diese normative Eigenart der Sozialordnung habe ich bereits den »kategorischen Imperativ« formuliert, wonach ich mit dem »jeweils Letzten« zu beginnen habe, bei dem es sich am wenigsten lohnt. Die Wirtschaftsordnung ist damit legitimiert, dort zu beginnen, wo es sich am meisten lohnt.

Die besondere moralische Bedeutung der Sorge gegenüber der Gerechtigkeit will ich an zwei alltagstypischen medizinischen Grundsituationen aufzeigen: Wenn ich morgens auf meine Krankenhausstation komme, habe ich der Gerechtigkeit halber alle meine Ressourcen gleichmäßig auf sämtliche 20 Patienten der Station zu verteilen. Täte ich das, würden alle diese meine Patienten emotional zu wenig bekommen. Ich kann das nur ausgleichen, wenn ich – mit dem »Letzten« beginnend – jeden Patienten einzeln für sich, und sei es auch nur für Minuten, zum einzigen Menschen für diese Zeit mache. Von diesem lasse ich mich in den Dienst nehmen, für den ich da bin, während der Rest der Welt in Bedeutungslosigkeit versinkt. Alle Ressourcen der Welt denke ich in diesem Moment – höchst ungerecht – nur diesem Patienten zu. Komme ich morgens nicht in meine Klinik, sondern in meine Praxis, dann verschaffe ich mir einen Überblick über alle die Patienten, die mir vermutlich an diesem Tag begegnen werden, und bilde mir eine Hitliste, wonach ich den jeweils »Letzten« ungerechterweise mehr Zeit zubillige, die ich den Patienten, die mir am nächsten stehen, wegnehme – letzteres Beispiel stammt von meinem Vater, der Hausarzt war. Mein ärztliches Alltagshandeln folgt also einer Gerechtigkeit, die als sorgende eine ungerechte Gerechtigkeit ist.[56]

4. Vor diesem Hintergrund bin ich als Arzt nur arbeitsfähig und -freudig, wenn ich im *Er*finden meiner Antwort auf den (mir ja fremden, unbekannten) Patienten, also in meiner Verantwortung absolut frei bin. In der Beziehung zwischen Arzt und Patient oder Angehörigem ist im Kern absolute Freiheit die Voraussetzung für im Kern absolute Verantwortung und für die Bereitschaft, mich dem Anderen auszusetzen – auch dies absolut. So übertreibend und überfordernd muss ich als Arzt die Bezie-

hung mit dem Patienten gestalten, damit ich nicht nur seinen Erwartungen entspreche, sondern vielmehr die Kontroverse mit ihm riskiere. Das ist notwendig, da wir uns ja zunächst Fremde sind, uns daher auch unterschiedliche Sichtweisen des zu lösenden Problems zubilligen müssen. Linus Geisler hat diesen Grundzug der ärztlichen Grundhaltung als »Polarität von Freiheit und Dienen« bezeichnet.[57]

5. Wir sind hier im Zentrum der »kranken Medizin«. Denn wir Ärzte selbst, indem wir uns zu Wunscherfüllern von Dienstleistungskunden haben machen lassen, indem wir konsenssüchtig von Partnerschaft reden, sind zu den eifrigsten Befürwortern des Selbstbestimmungsrechts des Patienten geworden, sind somit in die Selbstbestimmungsfalle getappt und haben gar nicht gemerkt, wie sehr wir damit die Eigenart unseres Auftrags aufgegeben, wie sehr wir an Autorität, Glaubwürdigkeit und Selbstkontrollfähigkeit verloren haben, wie sehr wir mit der Sorge auch unsere Verantwortung verraten haben, wie sehr wir uns unserer freien, unverfügbaren und unkontrollierbaren Verantwortung enteignet haben. Für diesen ärztlichen Verantwortungsverrat, durch den wir, allzu sehr auf unsere juristische Absicherung bedacht, den Patienten oft genug mit seiner Selbstbestimmung, deren Folgen er nicht übersieht, allein lassen, ist inzwischen schon der Begriff »Deresponsibilization« – gewissermaßen als Krankheitsdiagnose der medizinischen Berufe – international üblich geworden. Was Wunder, dass in diese Selbstkontrollfähigkeits-Lücke der Ärzteschaft die politisch Verantwortlichen in den letzten 20 Jahren immer neue bürokratische Fremdkontrollen eingeschoben haben, die uns Ärzte inzwischen strangulieren und dem Nachwuchs (inzwischen schon 50 Prozent) die Lust an der Arbeit mit Menschen austreiben. Als weiteres Bei-

spiel sei an die Patientenverfügung erinnert, deren Bedeutung für das ärztliche Handeln von niemandem bestritten wird, nur dass ich mich als Arzt in einer bestimmten, konkreten Situation über eine solche Verfügung auch hinwegsetzen können muss, wofür ich natürlich begründungspflichtig bin. Wenn ich Arzt sein und bleiben will, dann muss ich auch die Belangbarkeit dafür wollen.

Die mit der »Deresponsibilization« der Ärzte einhergehende Selbstdemontage schlägt sich in betriebswirtschaftlicher Perspektive auch in ihrem »Marktwert« nieder – etwa dann, wenn ein Gesellschafter einer Krankenhauskette zu den Erfolgsfaktoren einer Klinik zwar die Kapitalausstattung, die Schaffung von Spezialbereichen und die Fähigkeit zu schnellen Entscheidungen rechnet, nicht aber die Mediziner.[58]

6. Verantwortung ist also im Alltag nur zu leben, wenn ich als Arzt mit Zähnen und Klauen darauf bestehe, dass ich im Kern meiner Verantwortung zwar belangbar, aber unkontrollierbar, unverfügbar frei bin. So gegen den Selbstbestimmungsanspruch des Patienten, den ich erst dadurch wahrhaft achte, dass ich mich ihm nicht blind und zum Schaden des Patienten unterwerfe. So gegen den Paternalismusvorwurf, wenn ich den Willen eines hilflosen und verzweifelten Patienten nur dadurch respektiere, dass ich stellvertretend für ihn handele und mich zu meinem gelegentlichen »Besserwissen« bekenne. Und so gegen alle Fremdkontrollen, die im Übermaß ohnehin kontraproduktiv sind. Denn einmal muss der davon Betroffene schon seines Stolzes wegen alles tun, um sie zu unterlaufen, wodurch er zudem nicht weniger, sondern eher mehr Fehler macht. Zum anderen ist das Gleichgewicht zwischen Fremd- und Selbstkontrolle in allen zwischenmenschlichen Beziehungen kein beliebiges: Wird die Fremdkontrolle zu stark, schwächt

dies bei den davon Betroffenen unvermeidlich die Selbstkontrolle und damit die Bereitschaft, selbst Verantwortung zu übernehmen; sie werden unverantwortlich. Damit die Medizin ihren Beitrag zur Gesellschaftsstabilisierung und zur gesellschaftlichen Gesundheit leisten und die Grenzen ihres Auftrags einhalten kann, besteht im Interesse der Gesamtgesellschaft die vielleicht wichtigste Aufgabe der Ärzte darin, ihre verlorene Selbstkontrolle und damit ihre Verantwortungsbereitschaft wiederherzustellen. Erst dann werden die politisch Verantwortlichen bereit sein, Selbst- und Fremdkontrolle wieder dergestalt zu balancieren, dass vielleicht 80 Prozent der heutigen Fremdkontrollen gestrichen werden. Dies ist eine Aufgabe, die nicht in Anpassung an, sondern nur im Widerstand gegen andere Instanzen zu erfüllen ist. Und dies ist eine Aufgabe, die niemand den Ärzten abnehmen kann. Zur »Heilung der kranken Medizin« ist dabei an Folgendes zu denken:

- Die Organe der ärztlichen Selbstverwaltung, die sich bislang zu sehr auf die berufsegoistischen Lobby-Interessen beschränkt haben, haben sich wieder primär auf Definition und Durchführung des Auftrags der Medizin, im Dienst der Sozialgesellschaft tätig zu sein, zu konzentrieren. Dazu gehört die Revitalisierung des ärztlichen Berufsethos, das die Gerechtigkeitsethik in die Sorgeethik einbettet, wobei beide Ethiken sich normativ gegenseitig zu kontrollieren haben, weil jede ethische Norm für sich allein zerstörerisch werden kann, die Gerechtigkeit sich im Formalismus und die Sorge in der »fürsorglichen Belagerung« zu verabsolutieren vermag. Hier kann die heutige juristisch formalisierte und entmoralisierte Berufsordnung der Ärzte Anleihen beim moralbetonten Nauheimer Gelöbnis von 1947 machen.

- Dazu gehört auch die Wiederherstellung der vornehmen, heute fast verspielten Institution der ärztlichen Indikation (Beispiel für Indikationsmissachtung: die pränatale Diagnostik). Denn gegenüber dem Wortgeklingel der Qualitätssicherungsstrategien ist die Indikation überlegen – als objektive Grenze dessen, was nach den Regeln der ärztlichen Kunst erlaubt und verboten ist, wenn sie streng genug sanktionsbewehrt ist.
- Fortbildung sollte von der ärztlichen Selbstverwaltung nur noch anerkannt werden, wenn sie nicht von der Wirtschaft gesponsort ist. Wem dies lächerlich erscheint: Eine solche Entscheidung würde lediglich die Anwendung des demokratischen Grundprinzips der Gewaltenteilung auf die heutigen Gewalten bedeuten.
- Das Wohl des Patienten ist gegenüber seinem Wunsch und Willen, ohne Rückfall in frühere Übertreibung, wieder aufzuwerten – auch gegen die Rechtsprechung der letzten Zeit. Erfolgreich wären die Ärzte in dieser Hinsicht, wenn sie in ihr Praxiswartezimmer oder in ihrer Klinik etwa ein Plakat mit folgenden Worten aufhängen würden: »Hier erfüllen wir keine Wünsche, dafür übernehmen wir Verantwortung.«
- All dies wäre zu gründen auf der anthropologischen Binsenweisheit, dass Menschen (Ärzte wie Patienten, Angehörige und Bürger) keineswegs nur *ein* oberstes vitales Grundbedürfnis haben, sondern derer zwei, nämlich einmal das (egologische) Selbsterhaltungs- und Selbstbestimmungsbedürfnis, zum anderen aber auch das (alterologische) Bedürfnis, vom Anderen gebraucht zu werden, für Andere notwendig zu sein. Behandlungsziel für jeden Patienten wäre dann künftig nicht mehr nur das Maß an wieder- oder neu gewonnener Selbstbestimmung, sondern auch das Maß an Bedeutung für Andere, da es bei jeder Krank-

heit, in der ein Mensch stets auf Selbstbezogenheit zurückgeworfen ist, nie nur die Gefahr der muskulären, sondern auch der sozialen Atrophie gibt.

- Schließlich bedürfte es einer kulturellen Erneuerung des ärztlichen (und pflegerischen) Vorgesetzten, einer Person, die weitgehend aus der Mode gekommen ist. Der heutige Vorgesetzte glaubt kaum noch an seine eigene Autorität, weshalb er sich durch Berater und Supervisoren entlastet, die aber nur Macht ohne Verantwortung haben und daher leicht (immer von Ausnahmen abgesehen) zur Verwahrlosung des Gesamtbetriebs beitragen. Der Vorgesetzte, der heute mit betriebswirtschaftlicher Kompetenz glänzt und Managementzertifikate besitzt, hat stattdessen fachliches Erfahrungsvorbild sein. Er sollte möglichst auch die selten gewordene Kunst beherrschen, die individuelle Sprache des Patienten zu verstehen (besonders wichtig etwa bei der Rückenschmerzdiagnostik). Man schämt sich, heute so etwas als Forderung formulieren zu müssen, was doch der gesunde Menschenverstand eigentlich für selbstverständlich hält.

7. Mit Verantwortung hängt es auch zusammen, dass ich mich als Arzt vom Dienstleistungsgewerbe ferner dadurch unterscheide, dass Arzt und Patient sich trotz aller Wahlfreiheit nicht wirklich wählen, sondern sich eher widerfahren. Für solche Art Notgemeinschaft kann ich zwar Techniken zur Fehlerminimierung entwickeln (als Arzt mache ich unvermeidlich täglich Fehler und werde schuldig), dies ändert aber nicht das Geringste daran, dass der Andere, um dessen Leben und Tod es geht, mir im Kern fremd, unbekannt, unverstehbar und unverfügbar bleibt. Gerade deshalb habe ich als Arzt zuerst die Würde des Patienten zu achten (mit Abstand und Respekt), und erst danach vermag ich sie zu schützen

(mit Nähe, Liebe und Sorge). Insofern ich also einem ganz Unbekannten antworte, ist mein Sprechen und Handeln unweigerlich mit einer beträchtlichen Fehlerwahrscheinlichkeit behaftet, will ich mich nicht defensiv absichern und den Anderen mit seiner Selbstbestimmung allein lassen.

Zwar ist hier die Strenge standes- und strafrechtlicher Unterscheidung zwischen vermeidbaren und unvermeidbaren Fehlern wichtig, also die Fremdkontrolle, aber allein nicht wirksam genug. Wirksamer ist vielmehr auch hier die Selbstkontrolle, die darin besteht, dass ich als Arzt meine nonverbale und meine verbale Grundhaltung allmählich zu einer solchen Aufrichtigkeit entwickele, dass der Andere, der Patient, der Angehörige mir angstfrei glauben kann, dass ich mich jederzeit von ihm korrigieren, verbessern lasse. Zu dieser Kunst kann man eigentlich nur ständig unterwegs sein, da sie zu den schwierigsten zählt. Dabei gehe ich von der Vermutung aus, dass ich zwar von der Erwartung des Anderen her ihm irgend eine Antwort geben muss, mein anfängliches Sprechen und Handeln aber vermutlich fehlerhaft sein wird, schon weil es nicht von ihm, sondern von mir her kommt, weshalb ich auf den Anderen angewiesen bin, dass er mir den Weg weist. Normativ entspricht diese Haltung der Demut (wörtlich: Dienst-Mut). In sie habe ich mein gelegentlich ebenfalls notwendiges (arrogantes) Besserwissenwollen einzubetten, um es zu rechtfertigen, aber auch jederzeit zurücknehmen zu können. Billiger ist Verantwortung, aber auch Beziehung nicht zu haben. Auf diesem Wege kann ich zugleich meine Grundhaltung so kultivieren, dass sie ausdrückt, dass es für mich nicht darauf ankommt, den Anderen zu verstehen, sondern dass ich mich so zu verhalten habe, dass der Andere sich selbst wieder besser versteht.

Schließlich liegt hier die Voraussetzung dafür, dass meine Beziehung mit dem Patienten zwar sicher auch die Subjekt-Subjekt-Vertragsdimension anstrebt, obwohl Verträge ja immer nur zwischen gleichen und freien Partnern möglich sind, dass diese Dimension jedoch eingebettet ist in das Vertrauen einer Beziehung. Dieses besteht darin, dass der hilfsbedürftige, vielleicht angstgetriebene und Not leidende Andere sich auf mich verlassen kann, also sein Selbst auf mich hin verlassen kann – im Glauben, dass ich diese seine Schutzlosigkeit, seine Blöße nicht zu meinem Vorteil ausnutze.

8. Von hier aus verschont die neue Aufrichtigkeit oder die neue Glaubwürdigkeit auch nicht die Arzt-Patient-Angehörigen-Beziehung. Hier vorschnell einen Dialogcharakter zu unterstellen, ist gefährliches Wunschdenken und führt in die Partnerfalle. Denn da meine Ordnung nicht die Ordnung des Anderen ist, unsere Interessen uns gegenseitig unbekannt sind, entspricht es dem Fairnessgebot, wenn wir uns anfangs nur als uns gegenseitig testende Gegner definieren, die ihr Spiel und dessen Regeln erst noch erfinden müssen. Dabei darf ich nie in der Arzt-Patient-Beziehung in Abrede stellen, dass ich als Arzt alles besser wissen will als der Patient, nach dem Motto: »Subjekt manipuliert Objekt.« Dass diese Dimension existiert, ist nicht tragisch, wohl aber deren Leugnung durch mich. Damit nun aber diese Dimension nicht mörderisch wird, besteht die einzige Rettung darin, die ebenfalls zu jeder Beziehung gehörende, wenngleich verborgenere passive Dimension stark zu machen, in der ich mich den sprechenden Augen des Anderen aussetze, mich bedingungslos als Objekt in den Dienst des Patienten als Subjekt stelle: Objekt dient Subjekt. Erst die Ausbalancierung beider nicht geleugneter Dimensionen eröffnet dann gelegentlich den Zugang zu dem Geschenk

einer Subjekt-Subjekt-Beziehungserfahrung, wie wir sie uns in Partnerschaften stets wünschen, aber bislang zu wenig dafür tun, um sie zu erreichen. Diese Spreizung der Arzt-Patient-Beziehung von ihren Extremen der unbedingten Freiheit und des unbedingten Dienens her, ist das, was Geisler mit der »inneren Polarität« des guten Arztes meint. Seine Gedanken zum »neuen Arzt« fasst er wie folgt zusammen: »Ich sehe diesen neuen Arzt von morgen vor mir: freiheitsbewusst und zuwendungsbereit, mit Zivilcourage und befähigt, mit dem wichtigsten Instrument des Arztes gekonnt umzugehen: der Sprache.«[59]

8

Gesundheit braucht Unzufriedenheit

Wir Hausärzte sind Hoffnungsträger der kranken Medizin, weil lebensweltliche Gesundheit die Gesundheitsfalle aushebelt

Spätestens beim letzten Kapitel dürfte mancher Leser die Stirn gerunzelt haben. Meine kritische Hinterfragung des Selbstbestimmungsrechts des Patienten, mein Plädoyer für ärztliche Sorge und Verantwortung, klingen vielleicht arg konservativ, ja reaktionär, klingen nach »typisch Arzt«: Sollen denn die ohnehin arroganten Ärzte noch mehr Macht haben? Die Bedenken sind berechtigt, sie enthalten aber auch nicht die ganze Wahrheit. Bei meinem Vorgehen versuche ich, nicht das zu betonen, was in der öffentlichen Meinung heute ohnehin wertgeschätzt wird, sondern ich versuche, diese öffentliche Meinung gegen den Strich zu bürsten, um gerade das, was sie unter den Teppich gekehrt hat, auf seine Brauchbarkeit zu prüfen. Deswegen stelle ich die zu kurz gekommenen Aspekte heraus, um zu einer vollständigeren Wahrnehmung der Problemlösungsmöglichkeiten zu kommen.

So ist es heute eine ausgemachte Sache, dass die Ärzte wegen ihrer Selbstherrlichkeit tiefes Misstrauen verdienen, weshalb das Selbstbestimmungsrecht der Patienten und der Vertragscharakter der Arzt-Patient-Beziehung gar nicht genug gestärkt werden können. Diese Demontage ärztlicher Allmachtsphantasien war sicher für das letzte Jahrhundert notwendig und gerechtfertigt. Nur frage ich, ob dies in jetzigen Zeiten noch genauso zutrifft, ob man inzwischen in dieser Hinsicht nicht vielleicht schon zu viel getan hat, mit nachteiligen Folgen, nun in umgekehrter Richtung. In diesem Fall nämlich müsste auch die Gegenseite wieder gestärkt werden (etwa die Selbstbestimmung des Arztes), keineswegs zur Wiederherstellung des alten Zustands, sondern um zu einem neuen, allen zuträglichen Gleichgewicht der mündigen Beteiligten zu gelangen.

Dass an dieser neuen Gefahr etwas dran ist, dafür spricht nicht nur der fast vollständige Verlust des Selbstbewusstseins der in der Markt-Bürokratie-Doppelzange resignierenden Ärzte, aus eigener Kraft das Medizinsystem noch verbessern und wieder Freude an der Arbeit finden zu können. Vielmehr zeichnet sich auch zunehmend ab, dass zwar Misstrauen gegen Ärzte und das Selbstbestimmungsrecht weiterhin wichtig sind, dass dies aber für einen wirklich kranken Menschen unzureichend ist, da er mindestens in gleichem Maße Vertrauen zu seinem Arzt braucht, die Gewissheit, wenigstens einen Teil der eigenen Verantwortung befristet an den Arzt abgeben zu können, bis hin zu der Erwartung, dass bei angstgelähmter Entscheidungsunfähigkeit oder in anderen Grenzsituationen der Arzt auch schon mal stellvertretend zum Wohl des Patienten handeln wird.[60] Hatte es also früher mehr um ein Entweder-oder zu gehen, so heute mehr um ein Sowohl-als-auch, also um die Frage, wie und wo ein neues Gleichgewicht zwischen Misstrauen und Vertrauen, zwischen Wille und Wohl, zwischen Selbstbestimmung und Paternalismus zu finden ist, was nur gelingen kann, wenn man das vernachlässigtere und schwächere Glied dieses Gleichgewichts erst einmal eine Zeit lang kompensatorisch stärkt, ohne auch hier wieder über das Ziel hinauszuschießen – so weit meine hoffentlich hilfreiche Erläuterung in eigener Sache.

In gewisser Weise leitet das schon zum Thema dieses Kapitels über, das nur die Fortsetzung des letzten ist, jetzt unter der Perspektive des Hausarztes und der chronisch Kranken.

Der Mangel an Selbstvertrauen gerade bei den Hausärzten ist merkwürdig. Jahrzehnte wurden zwar in unsäglichen Grabenkämpfen zwischen den diversen Interessengruppen vertrödelt, bis dem Hausarzt der ihm zukommende eigene Status von allen Seiten zugesprochen wurde. Allzu lange suhlten sich die Hausärzte auch selbst in der heute gesellschaftlich allseits beliebten selbstmitleidigen Opfer-Jammer-Kultur. Nicht zuletzt wurden sie von den Spezialärzten, die lange Zeit den Fortschritt in der Medizin für sich reklamierten, als »Barfußmediziner« bespöttelt. Die Hausärzte waren aber nicht einmal in der Lage, einen solchen Spottnamen als Ehrentitel umzudeuten. Insofern ist dieses Kapitel eine Art Werbeveranstaltung für die außerordentlichen Chancen der Hausärzte, sich an die Spitze des Fortschritts zu setzen und zu Hoffnungsträgern des Medizinsystems zu werden. Dies ist freilich an die Bedingung geknüpft, dass die Hausärzte mit dem Glauben an sich selbst anfangen müssen, weil ihnen das niemand abnehmen kann. Nur in dem Maße, wie sie an sich selbst glauben, können auch andere an sie glauben, ihnen Autorität zubilligen, können sie sich für den medizinischen Nachwuchs attraktiv machen; denn nur wer gut ist, kann besser werden. Und dieser Glaube muss zudem auch noch übertrieben, maßlos sein, geradezu im metaphysischen Anderswo verankert, im Ursprungsmythos der menschheitsgeschichtlichen Figur des Arztes überhaupt, der Basis-, Grund-, Ur- und in diesem Sinne auch Barfußmedizin repräsentiert, woraus sich alles andere abzuleiten und zu begründen hat. Am wichtigsten dürfte es schließlich sein, dass die Hausärzte (oder Allgemeinmediziner) sich viel mehr als bisher als eine eigene soziale Bewegung politisch-öffentlich darstellen, denn sie sind der Sozialgesellschaft der Bürger am nächsten, näher als die übrigen Teilsysteme der Medizin wie Krankenhäuser, Fachärzte oder öffentlicher Gesundheitsdienst. Sie können sich am ehesten, wenn schon nicht als Repräsentanten, so doch als kommunal organisierte Ausschüsse der Sozialgesellschaft verstehen – wenn sie diesen Anschluss nur selbst herstellen wollten.

Um begreiflich zu machen, dass der Hausarzt der Prototyp all dessen ist, was sich Medizin nennt, auch hier wieder die geschichtliche Einbettung, jetzt mit einem anderen Akzent. Menschheitsgeschichtlich betrachtet hieß die kleinste gesellschaftliche Einheit aus gutem Grund nicht Familie, sondern »Haus«, »Haushalt« (oikos). Diese Einheit diente als Selbsthilfe- und Selbstverwaltungsgemeinschaft für mehr oder weniger alles: für Arbeit, Wohnen, Sicherheit, Religion, Erziehung, Bildung, Gesundheit, lange Zeit auch für Recht. Da – wie schon gesagt – die Institution »Großfamilie« auch früher eher selten war, war der Haushalt bei großem Hilfsbedarf in der Regel zu klein, um sämtliche anfallenden Probleme tragen zu können, weshalb die Vermehrung der tragenden Schultern durch die Nachbarschaft selbstverständlich war, wie gut oder schlecht dies im Einzelfall auch funktionieren mochte. (Zudem war die Pflegebeteiligung von Haus-Fremden auch zur »Gefühlsabkühlung« geradezu notwendig.) Deshalb ist die kleinste soziale Einheit auch präziser als »*Haushalt plus Nachbarschaft*« zu bezeichnen.

Diesem Haus oder Haushalt entsprach der Hausarzt, wenn auch über lange Zeit meist auf die besseren Schichten begrenzt. Man kann ihn daher auch gut mit »Ökiater« übersetzen. Dieser Hausarzt kannte noch keine Sprechstunde in einem Sprechzimmer, weil er seine Patienten in deren Haushalt aufsuchte, um dort mit allen Familienmitgliedern zu sprechen und seine noch mobile Technik anzuwenden. Auf diese Weise wurde der Haushalt zu einer Diagnose- und Therapiegemeinschaft. Und alle Angehörigen wurden automatisch zu Diagnose- und Therapiegehilfen. In diesem Kontext hatte der heute gefühlsverkitschte »Onkel Doktor« in hohem Maße sozialen Sinn; denn wie ein entfernter Verwandter, zum Beispiel ein Onkel, gehörte auch der Arzt randständig zu den Hausgenossen, zum Haushalt: Gerade dieses ideale Gemisch aus Abstand und Nähe – nicht zu nah und nicht zu fern – war optimal, um ein Problem im Zentrum des Hauses wahrzunehmen und vielleicht gemeinsam zu lösen, egal, ob somatisch, psychisch oder sozial. Mit ähnlichen Vorteilen wurde dem Hausarzt nicht selten auch die Rolle des Freundes, »Freund des Hauses«, zugesprochen, wenngleich für seine Leistung, wenn möglich, mit Naturalien oder Geld bezahlt.

Diese jahrtausendealte Balance wurde spätestens ab Beginn der Moderne zerstört. Diese Epoche kann aus dem heutigen Blickwinkel hinsichtlich sozialer Beziehungen als ziemlich perverse Episode in der Geschichte der Menschheit angesehen werden, an ihr sollte man sich bei der Gestaltung der Zukunft eher nicht orientieren. Funktionen des Haushalts wurden ausgelagert und arbeitsteilig in eigenen Systemen professionalisiert, darunter auch die Sorge um langfristig Erkrankte und Behinderte. Fortan existierten Haushalt, Nachbarschaft sowie das Bedürfnis nach sozialer Bedeutung kaum noch. Nur dadurch war den Bürgern ein Höchstmaß an individueller Freizügigkeit, Selbstbestimmung, Vollbeschäftigung und (individuellem und nationalem) Lebensstandard und Reichtum zu ermöglichen. Als Ausgleich für die damit entfallende Sorge wechselte man von der Zeit- oder Sach- zur Geldleistung über. Die Bürger hatten nun Steuern und Beiträge zu zahlen.

Seither spricht man nicht mehr von Haushalt, sondern

von Familie, die nach dem Verlust der sie stabilisierenden sozialen Aufgaben nur noch so etwas wie eine labile Gefühlsgemeinschaft war. Spätestens seit 1968 galt sie als Auslaufmodell. Allein erziehende Mütter und Väter genossen in der Folge eine Zeit lang hohe gesellschaftliche Anerkennung, da sie als fortschrittlich galten, bis deutlich wurde, dass die vielfach geringe Tragfähigkeit des Lebensstils dieser Bevölkerungsgruppe mit einer hohen Morbiditäts- und Mortalitätsrate einhergeht.

Der Prozess der Demontage der Familie (sowie der Nachbarschaft und der Kommune) wurde über lange Zeit zu einseitig als eine Geschichte der Befreiung von Abhängigkeiten und der Modernisierung proklamiert. Es fehlte dabei die Kostenrechnung. Denn zum Beispiel Gefühle, die aus ihrer sozialen und/oder leiblichen Verankerung gelöst werden, machen sich selbständig und richten sich vielfach zerstörerisch gegen sich selbst. Und Autorität ohne hinreichende soziale Begründung wird hohl und verliert etwa für die Erziehung von Kindern alle Glaubwürdigkeit.

Parallel dazu vollzog sich der Funktions- und Autoritätsverlust des Hausarztes. Einerseits verlor er immer mehr von seiner ursprünglich umfassenden Kompetenz durch Technisierung und Spezialisierung an Krankenhäuser und Fachärzte bis hin zu dem, was wir heute Hightechmedizin nennen. Zum anderen musste er sich seit Ende des 19. Jahrhunderts von den Haushalten lösen, seine Mobilität aufgeben, wodurch er sein kostbares Familienwissen verlor, um vom Sprechzimmer seiner Praxis aus immer größere Massen von isolierten Individuen versorgen zu können. Auch der Hausarzt wurde somit zum Auslaufmodell.

Die Gegenwart ist nun insofern aufregend, als wir diese Zusammenhänge allmählich zu erkennen beginnen und einsehen müssen, dass die modernisierende Entlastung der

Haushalte und der Individuen sich nicht, wie bisher erwartet, zu einem Maximum, sondern allenfalls zu einem Optimum steigern lässt, jenseits dessen das System der Moderne sich als zunehmend ineffizient, destruktiv und zudem unbezahlbar erweist. So ist es kein Wunder, dass, angestoßen vom Bundesverfassungsgericht, von allen Seiten die Familienpolitik – oftmals hilflos – wiederentdeckt wird, zumindest für anderweitig nicht mehr lösbare Probleme wie zum Beispiel Sicherheit, Gewalt, Erziehung, Bildung und Gesundheit.

Und ebenso wenig ist es ein Wunder, dass wir parallel dazu die Renaissance des Hausarztes erleben. Das liegt schon deshalb nahe, weil der Hausarzt die einzige Instanz ist, die ebenso kontinuierlich wie intim die Prozesse innerhalb einer Familie (vielleicht sollten wir wieder vom Haushalt sprechen) kennen, begleiten, beeinflussen und den Glauben der Familie an ihre eigene Autorität stärken kann. Dabei gilt die Orientierung an der Selbstbestimmung, als dem Leitbild der Moderne, weiterhin. Sie ist aber nicht mehr ausreichend, sondern bedarf des komplementären Leitbilds der Bereitschaft, Abhängigkeiten einzugehen, soziale Bedeutung für Andere haben zu wollen, sich von ihnen fremdbestimmen zu lassen. Und all dies im Einklang mit schüchternen Ansätzen zur Wiederherstellung der Einbindung der Familie in Nachbarschaft und Kommune. So gehört es heute schon wieder zum Alltagsgeschäft vieler Hausärzte, Patienten im Sinne des Lastenausgleichs miteinander zu »verkuppeln«. Wenn etwa das soziale Netz des altersverwirrten Herrn Meyer nicht mehr trägt, er aber gern in seinen vier Wänden sterben möchte, kann es sein, dass der Hausarzt bei der schräg gegenüber wohnenden Frau Müller, 50 Jahre alt und die Kinder gerade aus dem Haus, ein akutes soziales Sinndefizit diagnostiziert und sie bittet, die fehlenden Wochenstunden für Herrn Meyer zu übernehmen. Natürlich wird die Familie der Frau Müller dies als Überforderung empfinden, was aber auch beabsichtigt ist, da im sozial-moralischen Bereich keine Forderungen, sondern nur Überforderungen zählen. Möglicherweise wird der Hausarzt drei Wochen brauchen, um das Tabu der Moderne zu brechen und der Frau Müller diesen »unsittlichen« Antrag zu stellen, um sich danach jedes Mal wieder aufs Neue darüber zu wundern, dass die Bereitschaft der Frau Müller größer war, als er vermutet hatte. Das lässt erst nach dem zehnten »Treffer« dieser Form zeitgemäßer Nachbarschaftswiederbelebung nach.

Gleichwohl ist es erstaunlich, dass wir schon jetzt ein halbwegs funktionierendes Primärarztsystem haben, falls die verfügbaren Zahlen verlässlich sind: Wenn nämlich 96 Prozent der Behandlungsfälle ambulant erfolgen, davon 45 Prozent durch Hausärzte, wenn zu 80 Prozent die ganze Familie betreut wird, davon zu 75 Prozent länger als fünf Jahre, wenn der Hausarzt in den meisten Fällen die Wohnung kennt, 60 Prozent der Medikamente durch Hausärzte verschrieben werden – diese Prozentzahlen liegen bei chronisch Kranken und bei Älteren noch höher – und wenn bei 36 Prozent der Kontakte auch die Beratung von Gesunden erfolgt, dann ist es vermutlich nur eine Frage der Zeit und der Öffentlichkeitsarbeit, bis die Hausärzte noch mehr an Boden gewinnen. Freilich dürften die Hausärzte sich nicht länger den wohlmeinend klingenden, aber bösartig gemeinten Begriff der »Lotsenfunktion« aufschwätzen lassen; denn ein Lotse ist jemand, der bloß vermittelt, das Tun aber anderen überlässt. Und wenn man fragt, wie denn die Wahl eines Hausarztes zustande kommt, dann gelangt das sonst gern missbilligte »doctor hopping« zu Ehren: Man muss nämlich schon in dem Viertel, in dem man lebt, die Hausärzte nacheinander ausprobieren, bis bei einem

»der Funke überspringt«. Dieser kann aber nur bei einem Arzt überspringen, der mir nicht nach dem Munde redet, denn sonst könnte ich auch mit mir allein bleiben. Ähnlich fatal wäre es, wenn ich mich bei der Suche nach dem für mich guten Hausarzt als Kunde eines Dienstleisters definieren würde; denn dann wäre ich im Sinne des hier zuständigen Verbraucherschutzes derjenige, der seinen Arzt (seine Krankenschwester) »verbraucht«. Dies zeigt einmal mehr, dass die technische Dienstleistung, die ich als Patient bezahle, nichts wert ist, wenn sie nicht in die unbezahlbare Beziehung des Dienens-in-Freiheit eingegliedert ist. Und wehe, der Unterschied zwischen Dienstleistung und Dienst würde wegrationalisiert und belanglos, dann könnte man das ganze Medizinsystem vergessen.

Der Bedeutungsboom des Hausarztes ist aber durch die Wiederentdeckung familiärer Strukturen nur zum Teil erklärbar. Entscheidend ist vielmehr das erstmalige Auftreten der chronisch Kranken und der Alterskranken in einer hohen Anzahl, sodass sie allmählich zum ärztlichen und pflegerischen Regelfall werden. Zu ihrer Versorgung ist gerade die fortgeschrittene Medizin ungeeignet, weil von den Menschen zu weit weg, zu technisch und zu spezialisiert. Nach dem Motto »Generalisten an die Front« können hier nur die Hausärzte helfen und sich dank anderer Wirkmöglichkeiten, als sie dem Spezialisten eigen sind, an die Spitze des medizinischen Fortschritts katapultieren. Man müsste sie nur so arbeiten lassen, wie sie es bräuchten, was von ihnen und den Bürgern weitgehend erst noch erkämpft werden muss. Dann könnten sie zu den Hoffnungsträgern des gesamten Medizinsystems werden, weil sie dem lebensweltlichen gegenüber dem Markt-Gesundheitsbegriff hinreichend Geltung verschaffen würden, womit wiederum die Gesundheitsfalle entschärft wäre.

Es gibt aber noch zwei weitere Gründe. Einmal würde

sich zeigen, dass die Grundhaltung, mit der die Hausärzte den Belangen der chronisch Kranken und der Alterskranken gerecht werden, in Wirklichkeit auch den Bedürfnissen aller anderen Patienten dienlich ist. Und zum anderen führt die Tatsache, dass mancher chronisch Kranke wegen besonders komplexer Behandlungstechniken auch langfristig besser von Fachärzten (Orthopäden, Rheumatologen, Onkologen) begleitet wird, zu der Notwendigkeit, dass auch diese Spezialisten sich wieder mehr generalisieren, sich in Hinblick auf Mobilität, Familienvertrautheit und Grundhaltung »verhausärztlichen« müssen.

Ich will exemplarisch einige Besonderheiten der hausärztlichen Wirkmöglichkeiten hervorheben, wobei ich mich auf das stütze, was ich bereits zur vormodernen Version des Hausarztes ausgeführt habe:

1. An die Stelle der therapeutischen Ausrichtung des Arztes tritt das biographische Begleiten je einer ganzen Hausgemeinschaft, tendenziell lebenslänglich, zum Tode sich intensivierend. Vorrangig Beraten, Lindern, vielleicht auch mal Bessern ist angesagt, während Heilen – bei Chronikern – von selbst entfällt, was für den Arzt ungemein befreiend ist, weil er damit auch der Heilungsfalle als Spielart der Gesundheitsfalle (fortschritts-euphorischer Anspruch, als Halbgott die leidensfreie Gesellschaft anstreben zu können) ledig ist. Schon dadurch nimmt seine Glaubwürdigkeit zu. Alles hängt von der Intensität der Beziehung zwischen Arzt und chronisch Krankem ab. Diese steigert sich, wenn es dem Hausarzt gelingt, die Rolle des Freundes oder des entfernten Verwandten zu übernehmen, dabei deren ideale Mischung von Nähe und Distanz nutzend. Solche Liebe und Wertschätzung öffnen den Raum dafür, dass der Hausarzt auch wirksam ist, wenn er abwesend ist. Sie öffnen damit den Raum für die

auch notwendigen Provokationen und Überforderungen, durch sie wird das unvermeidliche Schuldigwerden des Hausarztes toleriert, wenn er sich also irrt. Dies freilich nur, wenn seine Glaubwürdigkeit groß genug ist, sich jederzeit vom Patienten angstfrei korrigieren zu lassen, und wenn er seine Behandlungsziele so balancieren kann, dass nicht nur die größtmögliche Selbstbestimmung angestrebt wird, sondern gleichgewichtig auch das Gebrauchtsein der chronisch Kranken oder Alterskranken, indem sie sich weiterhin im Arbeiten oder auch nur im anteiligen Betreiben des Haushalts verausgaben. Denn nur dadurch wird dem Patienten sein größtmögliches Maß an Gesundheit erreichbar, dass er seine Weise, »mit der Krankheit zu leben«, als »selbstvergessenes Weggegebensein« erfährt.

Biographisches Begleiten kommt nicht ohne direktives, auch demütig-paternalistisches Verhalten aus. Insofern ist dem Internisten Michael de Ridder zuzustimmen: »Auch im 21. Jahrhundert sucht jeder ernstlich Erkrankte im Arzt einen vertrauten Freund, der überzeugend und zu seinem Wohl die beste Entscheidung trifft. Auf Seiten der Patienten aber wächst das Gefühl der Verlassenheit und des Ausgeliefertseins an eine übermächtige und selbstherrliche Medizin. Also trifft der zeitgenössische ›aufgeklärte‹ Patient nicht selten fatale Fehlentscheidungen, weil er den Gewinn einer Behandlung und ihre Risiken nicht wirklich gegeneinander abwägen kann und es gleichzeitig an korrigierender ärztlicher Führung und Überzeugungskraft mangelt. … Fazit: Ein empathischer und respektvoller, von hohem Sachverstand getragener ärztlicher Paternalismus würde dem viel beklagten Schwund der Menschlichkeit in der Medizin mehr entgegenwirken als jeder noch so gut gemeinte Versuch, Autonomie und Rechte der Patienten aufzuwerten.«[61]

Das Vertrauen des Patienten drückt sich aber gerade nicht in der – meist für das Wichtigste gehaltenen – Zufriedenheit mit seinem Hausarzt aus, sondern eher in seiner Unzufriedenheit: Er verflucht ihn, weil er so selten seinen Wünschen folgt, ihm immer wieder etwas entgegenzusetzen hat, ihn überfordert. Nur dass der Patient ebenso wenig von »seinem« Arzt lassen kann wie der Arzt von »seinem« Patienten. Die gesunde, lebendige Beziehung mit »Spannungsfunke« ist weniger harmonisch als kämpferisch, nicht feindlich, wohl aber gegnerschaftlich.

2. Diesem Auftragskern kann der Arzt nur entsprechen, wenn er die volle Souveränität über seine – wie auch immer bezahlte – Zeit hat. Er muss sie auch zwischen seinen Patienten frei verteilen können – mal braucht der eine extrem viel davon, mal der andere. Schon seine Grundhaltung muss ausdrücken: »Zeit spielt keine Rolle; denn nicht meine, sondern deine Zeit gilt.« Je besser dem Arzt diese schwierige Kunst gelingt, desto eher können auch fünf Minuten als unendlich lange erlebt werden und desto weniger messbare Zeit braucht er. Er muss davon ausgehen können, dass auch die vielleicht besonders kostbare Zeit seines Nicht-Tuns, die Zeit, in der er nur da ist, passiv ist, sich überflüssig macht, schon bezahlt ist, auch die Zeit, in der er den Patienten von einer sinnvollen Maßnahme überzeugt oder ihm ein unsinniges Vorgehen ausredet. Dazu gehört ebenfalls die Zeit mit den Angehörigen, die zeitweilig wichtiger sein kann als die mit dem Patienten. Schließlich die Zeit für die endlos langen Umwege des chronisch Kranken, die sich meist nicht abkürzen lassen, sondern die der Arzt mitzugehen hat, weil das Hadern des Patienten mit seinem Schicksal einen für ihn notwendigen Test mit seiner Umwelt darstellt. Was kurzfristig als destruktiv erscheint, kann langfristig der Kooperation, der Compli-

ance dienen. Auch bloße Beratungszeit, die eine nur aus Verzweiflung gewählte, weil von Freunden dringend empfohlene Therapie überflüssig macht, kann eine volkswirtschaftlich im Verhältnis von 1 : 100 profitable Investition sein.[62]

Wir wissen, dass die Ärzte heute für all diese sinnvollen Zeiten nicht bezahlt werden, nicht fürs Unterlassen, nur fürs Tun, weniger fürs Sprechen als für technische Anwendungen, was sich demzufolge mehr krank machend als gesundheitsfördernd auswirkt. Belohnt wird, was gerade vermieden werden soll. Der gesunde Arzt, der sich selbstvergessen an das Wohl seiner Patienten weggibt, bestraft und ruiniert sich. Dies grundlegend zu ändern, dürfte die wichtigste Reformmaßnahme überhaupt sein, soll die kostbare Ressource des Hausarztes nicht verschleudert werden.

3. Die Chancen des Hausarztes zeigen sich vielleicht am besten darin, dass er eben der Arzt des Hauses, des Haushalts plus Nachbarschaft ist. Man könnte ihn daher auch den Haushaltsarzt nennen. Denn er kennt in der Regel nicht nur alle Angehörigen des Haushalts, weiß, wie der eine für den anderen zu nutzen oder nicht zu nutzen ist, er überblickt vielmehr auch die (materiellen) Bedingungen der Wohnung und die der Umgebung, weiß, wie es dort riecht, welche Möglichkeiten und Grenzen die Lebenswelt allen Beteiligten einräumt. Die in der Vormoderne alle Mitglieder des Haushalts einschließlich der Nachbarschaft umfassenden Beziehungen des Hausarztes, die im Zeitalter der Moderne auf die Arzt-Patient-Dyade geschrumpft waren, werden heute wieder vielfältiger, zumindest trialogisch, also grundsätzlich zur Arzt-Patient-Angehörigen-Beziehung. Nachdem die Ärzte aber über 100 Jahre daran gewöhnt waren, nicht flächig, sondern nur linear wahrzunehmen, sich nur auf

das jeweils eine, isolierte Individuum konzentriert hatten (»Der Patient steht im Mittelpunkt«), braucht es noch einige Zeit, bis sie wieder gelernt haben, im Sinne von Haushalten und Stadtvierteln zu denken und zu handeln, auch in Bezug auf den jeweils einzelnen Patienten die Eigenart jedes anderen Mitglieds des Haushalts gleichgewichtig zu respektieren und zu berücksichtigen, was eben auch dazu führen kann, dass er für den Vater, das Kind oder die Schwester des jeweiligen Patienten eine Zeit lang mehr Zuwendung braucht als für diesen.

Dazu wird er gerade durch die chronisch Kranken und die Alterskranken unweigerlich genötigt. Denn hier geht es fast immer um die Herstellung oder Aufrechterhaltung eines tragfähigen sozialen Netzes, das aus mehreren Schultern bestehen muss. Hierbei muss ein Arzt bedenken, dass jede Familie froh darüber war, sich gegen die Außenwelt möglichst hermetisch abzuschotten – kein Fremder sollte in den eigenen Kochtopf gucken können. Aber dieses Verhalten stößt angesichts der heutigen chronisch und Alterskranken an seine Grenzen, wenn etwa bei einer altersverwirrten Mutter die Tochter oder Schwiegertochter sich lieber aufreibt, als einen »Fremden« hinzuzuziehen, wodurch die ursprünglich gute Absicht der Pflege umso sicherer scheitert.

Hier hat sich der Hausarzt daran zu erinnern, dass die kleinste tragfähige soziale Einheit immer schon in »Haushalt plus Nachbarschaft« bestanden hat. Seine Aufgabe ist es, die jeweilige Familie behutsam wieder nach außen offen zu machen, sei es zu Nachbarn, zu Verwandten, Freunden oder zu einem professionellen ambulanten Pflegedienst hin. In jedem Einzelfall geht es darum, den nur für diesen konkreten chronisch oder Alterskranken passenden und damit gesunden »Sorge-Mix« zu finden oder zu erfinden. Auch dies gelegentlich nicht ohne einen Schuss paternalistischer Autorität, wenn der Arzt zuvor für das erforderliche Vertrauensquantum gesorgt hat und wenn er nicht alle Beteiligten mit ihrem Selbstbestimmungsrecht allein lassen will. Nebenbei bemerkt: Hierzu habe ich in *Der gute Arzt* vorgeschlagen, heute nicht mehr von »Paternalismus« zu sprechen, der immer an den überholten, besitzergreifenden Allmachtsanspruch der Ärzte erinnert, stattdessen von »Maternalismus«, weil diese Haltung sich von dem alterologischen Urbild ableitet, wonach die Mutter sich nicht dem Anspruch ihres Kindes entziehen kann und sich ihm verpflichtet, wiewohl hier die Gefahr der »fürsorglichen Belagerung« stets zu beachten ist.

4. Dies leitet dazu über, dass der Hausarzt zukünftig unvermeidlich Gemeindemediziner sein muss. Er hat seine Verantwortung nicht nur wie bisher vom einzelnen Patienten, sondern zunehmend von einem Territorium, einem nutzbaren geografischen Raum her zu definieren und damit zu kommunalisieren. Denn für die angemessene Begleitung der weiterhin wachsenden Zahl der chronisch Kranken, Behinderten und Alterskranken wird er zunehmend das gesamte Sorgepotenzial aller Bürger einer Nachbarschaft, eines Dorfes, eines Quartiers oder eines Stadtviertels im Sinne des Lastenausgleichs brauchen, ein Potenzial, das zu mobilisieren manche Hausärzte durchaus schon begonnen haben, wie das kleine Beispiel des Herrn Meyer gezeigt haben soll. Darüber hinaus besteht eines der Geheimnisse der »territorialen Verantwortung« darin, dass man sich vom Elend der restlichen Welt zwar »freikauft«, was aber die Fähigkeit und die Kraft dafür verdoppelt, nur für die »eigenen« Sorgebedürftigen wirklich da zu sein – nun aber für alle, auch für die Nichtbegehrenswerten. Vielleicht ist das auch eine Anwendungsform des Mottos: »Global denken, lokal handeln.«

Abschließend noch einmal zum Unterschied zwischen Haus- und Facharzt: Während der Spezialarzt eher diagnostische Parameter erarbeitet, auf die er mit präzisen therapeutischen Vorschlägen reagieren kann, hat der Hausarzt auf einen Menschen und seine Situation zu antworten, wobei er sowohl den Kranken weder sein soziales Umfeld kennt. Er braucht dafür spezielle Hausarztstrategien, beispielsweise »die Diagnose offen lassen« oder »mit der Therapie vor der Diagnose beginnen«. Die damit verbundene Anspannung, Unsicherheit auch über längere Zeit auszuhalten, sowie die hochsensible Bereitschaft, sich ständig vom Anderen als Fremden korrigieren und den Weg weisen zu lassen, ist die vielleicht umfassendste Formel für hausärztliche Ver-antwortung. Mit anderen Worten: Es ist die Fremdheit, die Andersheit, die Unbekanntheit des Anderen, auf die der Hausarzt antwortet, die er ver-antwortet, in deren Dienst er sich stellt. Es sind die auch ohne Worte sprechenden Augen des Anderen, die ihm den Auftrag erteilen. Es ist der Anruf, der An-spruch des Anderen, auf den er hört – in Gehorsam, ohne Hörigkeit. Das ist die Eigenart hausärztlicher Erfahrung und Philosophie, in die die medizinische Technik sich einzubetten hat.

Dies und nichts anderes will aber in der Regel der Patient, auch wenn der Arzt dies erst einmal gar nicht vermutet, weil die heutige öffentliche Meinung anders klingt. Der Patient will tatsächlich – wie widerwillig auch immer –, dass der Hausarzt ihm befristet Verantwortung abnimmt und für ihn übernimmt, dass der Hausarzt ihm vorschnelle Entlastungswünsche ausredet, und er will, dass er ihn notfalls auch provoziert, mit Belastungen überfordert.

Als Symbol dafür könnte der Hausarzt im Wartezimmer seiner Praxis nicht nur das schon erwähnte Plakat aufhängen, wonach in dieser Praxis keine Wünsche erfüllt werden, dafür aber Verantwortung übernommen wird, sondern auch Mitteilungen wie etwa: »In dieser Praxis ist der Arzt glaubwürdig darin, sich von Ihnen jederzeit korrigieren und verbessern zu lassen« oder »Wir lieben Ihre Unzufriedenheit noch mehr als Ihre Zufriedenheit«.

Eröffnungen dieser Art könnten dreierlei bewirken: Sie könnten den Patienten ermutigen, seinen bisher der öffentlichen Meinung nachempfundenen Lebensstil zu hinterfragen und sich auf die Suche nach seinem, verborgenen, eigenen Lebensstil zu machen – geradezu ein Quantensprung zur gesund machenden Befreiung aus der Gesundheitsfalle. Zum anderen könnten sie helfen, dass der ärztlichen Praxis der Charakter der relativ »qualitätssicherungsfreiesten Zone«, also der geringsten bürokratischen Fremdkontrolle erhalten bliebe, was Voraussetzung für Freude an Selbstkontrolle und damit Verantwortungsbereitschaft ist, Voraussetzung auch für wirkliche Qualität, die, weil sie sich jedem Zugriff entzieht und nicht messbar ist, durch Sicherungsbemühungen garantiert zerstört würde. Schließlich würden sie ein Zeichen für Selbstvertrauen und Zivilcourage des Arztes sein. Denn wenn der Mediziner sich über solche Mitteilungen im Wartezimmer ausdrücken würde, würde er ein Risiko wagen. Er hätte nämlich – der öffentlichen Meinung folgend – panische Angst, dass daraufhin alle seine Patienten weglaufen würden. Was er nicht glauben kann: In Wirklichkeit würden ihn aus diesem Grund eher mehr Patienten wählen, weil sie die darin ausgedrückte Aufrichtigkeit berührt: »Da ist jemand, der sich an mich auch über lange Zeit verlässlich wegzugeben bereit ist.« Auch dies sind Voraussetzungen dafür, dass der Arzt dem chronisch Kranken ein »chronischer Arzt« sein kann.

9

Gesundheit will sich verausgaben

Unser gelingendes Leben bedarf auch der Last

In unserem Gespräch zwischen Ärzten und Bürgern wechseln wir jetzt wieder mehr auf die Seite der Bürger, denen ohnehin Krankheit und Gesundheit primär obliegen. Die These dieses Kapitels nimmt zunächst darauf Bezug, dass das »Leichte«, das »Glückende«, das in »gelingend« (etymologisch) anklingt und das wir uns für unser Leben wünschen, von uns nicht »pur« erreicht, sondern nur genossen werden kann, wenn es sich im Spannungsfeld mit »Schwerem« befindet, für das ich hier das Wort »Last« gewählt habe. Eine Last ist das Dasein ja nicht nur in Krankheit, Behinderung und sonstigen Hilfsbedürftigkeiten. Es ist vielmehr auch Last im Gesundsein, wenn darunter eine Verausgabung an die Anderen verstanden wird; denn daraus ergibt sich mein Lebensstil, meine Lebensgeschichte.

Last ist sprachgeschichtlich die »lästige Ladung«, die mir aufgebürdet ist, die ich trage, die mich auch bedrückt und wofür ich zugleich aufkomme, weil sie mich beansprucht, Ansprüche an mich stellt, mich anspricht, sodass mir nichts übrig bleibt, als darauf zu antworten. Dies ist aber kein bloßes Reagieren. Denn das Fremde der Last, das mir widerfährt, das ich erleide, ist etwas, wofür es nicht einfach eine Antwort gibt. Es kann vielmehr nur mit einer Gabe, mit einer Sache, mit dem Geben einer Antwort beantwortet werden, mithin mit Verantwortung. Und insofern ist die Last auch eine Herausforderung, indem sie mein Selbst aus mir herausfordert, bis mein Selbst auch alterologisch ein Anderes und das Andere auch mein Selbst ist, sosehr dieses egologisch vom Selbstgenuss ausgegangen sein mag. Das ist mit »selbstvergessenem Weggegebensein« als Gesundheit gemeint, während ich im Zustand der Krankheit, von Lasten entlastet, vom Anspruch des Anderen und damit von Verantwortung befreit, auf reine Selbstbezogenheit zurückgenommen und eingeengt bin. Wenn ich daher gesundheitsbewusst ständig auf die Steigerung meiner Gesundheit aus bin, Gesundheit zum Lebenszweck mache, verharre ich auch hier in der reinen Selbstbezogenheit wie im Fall der Krankheit, habe ich eigentlich aus Gesundheit Krankheit gemacht und damit Gesundheit verfehlt – die vielleicht hinterhältigste Variante der Gesundheitsfalle.

Dieses Spannungsfeld zwischen Selbstgenuss und Selbst-Weggegebensein, zwischen Leichtem und Schwerem, zwischen Entlastung und Belastung im Umgang mit Last ist das, was die alten Quäker in dem Motto für ein gutes, gelingend-lastendes und damit gesundes Leben zum Ausdruck gebracht haben: »Grenzenlos glücklich, absolut furchtlos, immer in Schwierigkeiten.«[63]

Auch diese Überlegungen werden wieder in der historischen Perspektive verständlicher. Seit es Menschen gibt, widerfährt ihnen das Andere, etwa die Natur, sind sie ihr ausgesetzt, und sie streben danach, sich die Natur durch technisches Können anzueignen, sich von ihrer Last zu entlasten. Mit der Verwissenschaftlichung der Technik wurde diese Entlastung sprunghaft effektiver, und mit der damit zusammenhängenden Individualisierung der Menschen richtete sich das Entlastungsbestreben auch gegen andere Abhängigkeiten, wobei freilich Fremdzwang auch zu Selbstzwang werden konnte. Gemessen an den wachsenden Möglichkeiten, wurde ab dem 18. Jahrhundert Abhängigkeit, Unterdrückung und Fremdbestimmung der Menschen in allen naturhaften, sozialen, ökonomischen, kulturellen, religiösen und moralisch-politischen Dimensionen als so unerträglich betrachtet, dass die im Namen von Aufklärung, Säkularisierung und Modernisierung durch Wissenschaft und Industrie erzielten Fortschrittserfolge nur als Befreiung und Entlastung angesehen und gefeiert werden konnten. Ob es sich um den Sieg über die Natur handelte, um die Bekämpfung von Hungersnot und Armut, um die Ersetzung körperlicher Schwerstarbeit durch Maschinen, um die Abnahme der Sorge für Behinderte, Pflegebedürftige und Sterbende durch soziale Institutionen, um die Aufhebung der Fremdbestimmung durch Staat, Kirche und Gott oder um die Emanzipation der Wissenschaft von Philosophie, insbesondere Metaphysik, stets waren es Schritte der Verminderung von Leiden, der Aneignung von Gewalten, von denen man bisher abhängig war, des Zuwachses von Freiheit und Verfügbarkeit der Welt, der Entlastung von Belastungen. Die Menschen konnten kaum anders, als sich für die Herren über Leben und Tod zu halten, was die Herstellbarkeit einer leidensfreien Gesellschaft intendierte.

Aber während einerseits dieser Prozess selbstverständlich bis heute fortschreitet und auch in Zukunft zu weiteren Befreiungs- und Entlastungsfortschritten führen wird, stellt sich andererseits spätestens seit der zweiten Hälfte des 20. Jahrhunderts komplementär die Frage, was denn eigentlich übrig bleibt, wenn die Entlastung von Lasten vollständig ist, wenn es nur noch Herrschaft über Leben und Tod, nur noch Selbstbestimmung und Verfügung des Menschen über alles Andere gibt, was mit der erreichten

Leidensfreiheit verloren geht? War der bisherige Fortschritt vielleicht zu eindimensional konzipiert? Zog nicht die Hypertrophie der großhirnzentriert-intellektuellen und aktiv bemächtigenden Individualität des Menschen zwangsläufig die Atrophie des Menschen als leiblich-emotionales und passiv für Andere empfängliches Beziehungswesen nach sich? Und könnte man sich nicht nur zu Tode überlasten, sondern auch zu Tode entlasten? (Wobei die Gesundheit des Menschen und der Gesellschaft auf der Strecke bliebe.) Dies sind in der Tat die Fragen, die heute anstehen, weil sonst – nach einem Romantitel von Milan Kundera – nicht mehr die Schwere, sondern die »Leichtigkeit des Seins unerträglich« werden könnte.

Aus diesen zu prüfenden Fragen ergibt sich eine neue Aufgabe, für die wir alles andere als gut vorbereitet sind: Auf dem Weg zu einer gesunden Gesellschaft bedeutet gesund leben für uns heute nicht mehr wie bisher die einseitige Entlastung von Lasten, vielmehr die ständig neue Ausbalancierung des menschgemäßen Gleichgewichts zwischen Entlastung und Belastung im Sinne des Spannungsfelds zwischen Selbstgenuss und »selbstvergessenem Weggegebensein« an Andere. Das heißt konkret, dass wir uns zukünftig zwar weiterhin über Schritte der Entlastung freuen und sie auskosten dürfen, aber zugleich auch für Schritte der Belastung oder Wiederbelastung zu sorgen haben.

Es ist also so, als ob das Medizin-Sozialsystem vor einem Paradigmenwechsel stünde, vergleichbar mit dem, der in der Physik vor ungefähr 100 Jahren für Aufregung gesorgt hat: Damals kam man zu der Erkenntnis, dass Newtons Theorie zwar nicht falsch ist, jedoch nur unter vereinfachten Sonderbedingungen gilt, während sich in der Sichtweise der neuen Quantenphysik die Wirklichkeit als wesentlich komplexer, mehrdimensionaler und umfangreicher darstellt. Oder, um es in einem Bild auszudrücken:

Damit ein Schiff oder ein Fesselballon optimal Fahrt macht, muss auch der Ballast stimmen. Und auch aus diesen Gründen nennt Habermas wohl unsere Zeit »postsäkular«, weil sich nach einer langen erfolgreichen Zeit der Säkularisierung und damit der Entlastung von allem transzendenten Anderen, Äußeren, nach dieser Rationalisierungsorgie der »Entzauberung der Welt« (Max Weber) zeigt, dass mein Selbst ohne das Andere oder den Anderen (egal, ob als Natur, Gott oder der andere Mensch) wie in der Selbstbezogenheit der Krankheit verkümmert, nicht gesund sein kann. Denn sonst sitze ich in der Diesseitsfalle, in der ich vor lauter Entlastung zugrunde gehe. Auch über die Natur ist neu nachzudenken, weil ihre restlose Aneignung uns misslungen ist, weil selbst die Befreiung von ihr die Verankerung in ihr und die Verantwortung für sie voraussetzt.

Was bedeutet all dies nun für den Umgang mit unserer Gesundheit, die man heute ebenso gern wie fragwürdig in körperliche, seelische und soziale Gesundheit zerlegt, organisiert und vermarktet?

Zunächst zur Fraktion der seelischen Gesundheit. Hier sei mir gestattet zu fragen, ob es sie überhaupt gibt, obwohl sie seit 100 Jahren immer noch zunehmend Konjunktur hat. Das zeigt sich nicht nur darin, dass der Arzt, wenn er nicht weiterweiß, mit Vorliebe davon spricht, dass die Krankheit »ja wohl seelische Gründe« habe, während er vor 50 Jahren wenigstens noch von »funktionellen Gründen« (im Unterschied zu körperlich-»strukturellen«) gesprochen hat. Auch wächst die Zahl der Fehltage und der Rentenanträge wegen psychischer Erkrankungen ständig, und kaum ein Markt boomt so wie der der Psychotherapie und der Psychopharmaka, was durch die Mode, dass alles Mögliche durch ein früheres »Psychotrauma«

verursacht sei, noch zunehmen wird. Aber vielleicht hilft auch hier wieder die historische Reflexion. Wir erinnern uns daran, dass im 19. Jahrhundert, im Laufe der Modernisierung, keine Institution so gnadenlos ihrer Funktionen beraubt wurde wie der Haushalt, der dadurch zur Familie wurde. Jetzt können wir besser sagen: Der Haushalt wurde von Lasten entlastet. Und zwar von körperlichen Lasten (als Ort des produzierenden Arbeitens und der Pflege von Pflegebedürftigen) und von sozialen Lasten (als Ort der Sorge für Sorgebedürftige, der Erziehung und der Bildung). Wir stellten fest, dass nun kaum noch eine Funktion für die Familie übrig blieb, außer der Kultivierung von Gefühlsintimität.

Was aber sind Gefühle? Vielleicht nicht ganz, aber doch überwiegend Begleitmusik für körperliche und soziale (auch kognitive) Tätigkeiten. Sind Gefühle nun aber von diesen körperlichen oder sozialen Tätigkeiten abgelöst, wissen sie gewissermaßen nicht mehr wohin, richten sich gegen sich selbst und kommen nur noch im Leiden an ihnen, in diversen Psychosyndromen zum Ausdruck. So ist nicht nur die seitherige Labilität der Familie mit ihrer hohen Scheidungsquote erklärlich, sondern auch der Umstand, dass sich jetzt für diese isolierten, frei flottierenden Gefühle eigene Psychowissenschaften bilden konnten, mitsamt der sich daraus entwickelnden Techniken für schon vorhandene oder aus diesem Prozess erst konstruierte psychische Störungszustände. Neuerdings expandiert diese Entwicklung auch erfolgreich in den Arbeitsmarkt hinein. Denn was früher als zwar bedauerliche, jedoch unvermeidliche Folge des Wettbewerbs in Betrieben galt, hat jetzt etwa als »burn-out« oder als »mobbing« entpolitisierte Krankheitswürde, verwandelt Individuen in (entschädigungsberechtigte) Opfer.

In dem Maße, wie das so ist, wäre daher ein Vorgehen

gegen künstlich isoliertes Seelisches mit ähnlich isolierter Psychotherapie oder mit Psychopharmaka nicht sonderlich sachgemäß und kaum dauerhaft wirksam. Nun hat schon Aristoteles für die Seele, für das Seelische keine andere Definition gewusst als die »Lebendigkeit des Leibes«. Daher wäre es vermutlich hilfreicher, wenn das Seelische, die Gefühle aus ihrem frei schwebenden Zustand sinnentleerter, krankhafter Selbstbezogenheit befreit würden, indem sie wieder in körperlichen und/oder sozialen Tätigkeiten verankert, geerdet und mit den dazugehörigen Lasten beschwert würden. Damit kann eine Arbeitstätigkeit oder die Sorge um Andere gemeint sein. Nur so, durch Belastung, könnte das Seelische seinen dauerhaften Sinn wiederfinden. Gelegentlich wird in der Medizin durchaus auch schon so gearbeitet, so etwa in der Sozialpsychiatrie oder in der »Integrierten Medizin«.[64]

Auch wenn wir gerade gelernt haben, dass man die drei Fraktionen des Gesundseins nicht voneinander trennen kann, bleibt die Frage, was die sich schwerpunktmäßig körperlich auswirkenden Ent- und Belastungen mit dem gelingenden Leben zu tun haben. Lange Zeit waren vormoderne Landwirtschaft und noch mehr frühmoderne Fabrikarbeit körperlich derart belastend, dass man Grund zu der Annahme hatte, der menschliche Organismus nutze sich – wie ein Apparat – bei Beanspruchung ab, weshalb man sich vor Überlastung hüten, jede Schonung und Vermeidung nutzen und jede Entlastung durch Technik als Fortschritt preisen sollte.[65]

Von dieser tradierten Haltung sind wir immer noch weitgehend geprägt, obwohl insbesondere durch technische Fortschritte die Wirklichkeit sich dramatisch geändert, ja ins Gegenteil verkehrt hat. Der Sportmediziner Siegfried Israel konstatiert: »Es kann gegenwärtig ... davon ausgegangen werden, dass 99 Prozent der Produktion und der anderweitigen ursprünglich körperlichen Arbeit von der Maschine und 1 Prozent durch den Muskel vollbracht werden. Die Technik hat den Menschen von seiner eigenen Motorik unabhängiger gemacht, und der Muskel hat seine ursprünglich überragende Rolle als Erzeuger von mechanischer Energie verloren. Der Mensch erhält alles Lebensnotwendige, ohne nennenswerte Kräfte aufzubringen (›Sanatoriumsbedingungen‹). Die körperliche Arbeit wurde ›wegrationalisiert‹. Der Mensch kann jedoch biologisch mit technischen Entwicklungen nicht Schritt halten.«[66]

Im Übergang vom Muskel- zum Nervenzeitalter haben wir die Mitgift unserer Muskeln, aus denen wir noch immer zu 40 Prozent bestehen, in einen dem sesshaften Leben entsprechenden »Dauerschlaf« versetzt. Dies hat eine »Entmündigung der menschlichen Natur« zur Folge, da der Mangel an der Bewegung – wie der Nahrungsmangel – durch nichts anderes zu ersetzen ist und zu einer Überforderung des Organismus durch Nichtstun führt, diesmal nicht durch Über-, sondern durch Unterlastung, eine Untätigkeit, die sich als »freiwilliges Sterben« ausdrücken lässt. Denn der Bewegungsmangel führt nicht nur zur Muskelatrophie, sondern fördert auf diesem Wege die Mehrzahl der Volkskrankheiten, von den Herz-Kreislauferkrankungen über den Diabetes bis zu den Skelett-Muskelkrankheiten. Allein letztere Krankheitsgruppe macht bereits die Hälfte der Rentenantragsbegründungen aus. Und diese Auswirkungen werden eher noch zunehmen, da unsere Kinder auch dank des Informationszeitalters zu 50 Prozent nur noch zu Hause spielen und sich auch im Übrigen an dem Bewegungsvermeidungsstil der Erwachsenenwelt orientieren (in Hochhäusern wird auf den Fahrstuhl hingewiesen, die Treppe muss man suchen).

Mühsam genug vollzieht sich unser Umlernen, dass heute falsch ist, was gestern richtig war. Unser Organismus ist eben kein Apparat, der sich abnutzt, sondern durch Beanspruchung, durch Anspruch von außen, vom Anderen her, seine Möglichkeiten erst kennen lernt und ausschöpft. Nicht Entlastung, sondern Belastung, ja kalkulierte Überlastung und Überforderung fördern uns. Die Funktion schafft sich ihr Organ. Und nicht etwa die Homöostase, das Gleichgewicht, sondern gerade Auslenkung, die Störung des Organismus und unser Antworten darauf, bedeuten Entwicklung, Lernen und Leben. Unter dieser Perspektive ist auch Stress als Bewegungshunger aufzufassen.

Bisher bestanden die Bemühungen, dieses Umlernen zu fördern, überwiegend in präventiven Appellen, »mehr für die Gesundheit zu tun«, was – wie wir jetzt wissen – in sich schon kontraproduktiv ist. Hier hilft eben nicht die Instrumentalisierung etwa des Sports; denn Sport kann man nachhaltig nur treiben, wenn man ihn selbst liebt, sich an ihn weggibt und die eventuelle Bedeutung fürs Gesundsein nebenbei mitnimmt. Auch leicht zu vermarktende Bewegungsprogramme, wie sie in Fitness- oder Wellnesszentren angepriesen werden, bleiben in der Regel kurzatmige Gewaltakte. Wo man zu schnell zu viel will, bricht zwangsläufig alles bald wieder zusammen, und dieses hektische Tun bleibt damit der eigenen Lebenswelt äußerlich.

Demgegenüber stimmt es hoffnungsvoll, dass man in letzter Zeit beispielsweise zur Senkung der Wahrscheinlichkeit von Herz-Kreislauferkrankungen mehr die nur mäßige, dafür regelmäßige und dadurch akzeptierte Beanspruchung der zu kurz kommenden Organe empfiehlt, in individueller ärztlicher Verordnung an den Lebensstil des Einzelnen angepasst und möglichst in den Lebensweltalltag so integriert, dass die jeweilige Beanspruchung insbesondere der Bewegungsorgane zur dauerhaften Lebensstilgewohnheit wird und damit aus dem Gesundheitsbewusstsein wieder verschwinden kann. Nur dies dient dem Gesundsein: »Auch kleinere Trainings- oder Bewegungseinheiten (haben) einen präventiven Effekt. Mehrfaches längeres Treppensteigen oder schnelleres Gehen, aber auch längere intensive Gartenarbeit haben eine präventive Wirkung, die Einzelepisoden summieren sich zu einem positiven Gesamteffekt. Diese Aktivitäten als Lebensstiländerungen müssen aus präventivmedizinischer Sicht Gesunden und Patienten nahe gebracht und empfohlen werden.«[67]

Allmählich wächst das Problembewusstsein, scheinen wir mit unseren Alltagsgewohnheiten den Vorsprung der Technik einholen und der Muskelatrophie gegensteuern zu wollen, um die technikbedingte Entlastung durch Wiederbelastungsgewohnheiten zu kompensieren. So kann man an einem Bahnhof beobachten, wie zwar noch die meisten Menschen auf der Rolltreppe stehen, aber immerhin zehn Prozent die normale Treppe benutzen. Fragt man diese nach ihrem Motiv, so lautet die häufigste Antwort: »Ich bin doch nicht blöd, ich lasse mich doch nicht von meinen letzten Selbstbewegungsmöglichkeiten enteignen!« Dass Bewegung in der Breite nur dann gefördert werden kann, wenn die Stoßrichtung der Enteignung, die »Kolonisierung« der gesamten Lebenswelt umgedreht wird, zeigt etwa das Thema »Bewegungsmangel« des Weltgesundheitstags 2002, auf dem die WHO zur Muskelatrophiebekämpfung auch einen tiefgreifenden Wandel bei der Städteplanung forderte, um die Menschen mehr als zur lustvoll empfundenen Bewegung im öffentlichen Raum zu animieren – über Verkehrsberuhigung, Fahrradwege, Kriminalitätssenkung, Grünanlagen und Parks für Sport und Spiel.

Die Verteidigung oder erneute Ausweitung der Grenzen hinsichtlich der Unverfügbarkeit meiner Lebenswelt betrifft allerdings nicht nur meine motorische Beanspruchung. Sie bezieht sich vielmehr auch auf meine sensorische Beanspruchung, also auf meine Offenheit gegen pathische Widerfahrnisse, meine Schmerz- und Leidensfähigkeit (als Voraussetzung personaler Reifung) und meine Empfangsbereitschaft für den Anspruch des Anderen an mich. Überhaupt habe ich mir mein Recht auf Krisen, Grenzsituationen wie auf Behinderung, Krankheit, Altern, Sterben und Tod als mir zugehörig zu sichern, wenn ich mein Leben wirklich erfahren und Widrigkeiten biographisch nutzen will. Das gilt auch dann, wenn ich Opfer bin, etwa ein Katastrophenopfer. Hier meint der Psychoanalytiker Bert Hellinger: »Wer ein wirklich schweres Schicksal hat, ist in der Regel stark genug, es zu tragen.«[68] Therapeuten, die ohnehin nur die zweitbeste Ersatzlösung bieten können, haben sich auf die Ausnahmen von dieser Regel zu beschränken. In all diesen Grenzsicherungen der Unverfügbarkeit meiner Belastungen, um die ich notfalls kämpfen muss, geht es stets auch um den leiblichen Ausdruck der Würde, die immer zuerst die Würde des Anderen ist. Seine Würde ist seine Unverfügbarkeit, meine Würde ist es, ihr zu dienen.

Auch für chronisch Kranke und ihre lebenslange Rehabilitationsbegleitung hat die Perspektive von Entlastung/Belastung für ihr gelingendes Leben umfassende Bedeutung. Hier nur ein Aspekt. In einem der klügsten medizinischen Bücher des 20. Jahrhunderts hat der von den Nazis vertriebene Neurologe Kurt Goldstein gezeigt, dass bloße Forderungen bei chronisch Kranken wirkungslos sind. Vielmehr habe man die Rehabilitanden mit einer kalkulierten Überforderung zu beanspruchen. Dies allerdings dürfe sich nie auf bloß technische Strategien reduzieren, sondern könne vom Arzt nur im Schutz tragfähigen Vertrauens gewagt werden.[69]

All das hat also mit masochistischer Last-Sucht nichts zu tun – umso mehr aber mit Wegen, die Gesundsein ermöglichen.

10

Gesundheit will Beanspruchung

Wir Bürger und Ärzte handeln den Lastenausgleich aus – vom Letzten her

Die im letzten Kapitel erörterte Entlastung von Lasten, durch den Modernisierungsfortschritt ermöglicht, diente anfangs in der Regel durchaus der Befreiung und Gesundheitsförderung. So ist es verständlich, dass man immer mehr davon wollte. Nur dass man vor lauter Begeisterung nicht bemerkte, dass man bei den Bemühungen um Entlastung sinnvollerweise nicht ein Maximum anstreben kann, sondern dass es hier nur ein Optimum gibt, jenseits dessen die Auswirkungen ins Gegenteil umschlagen können. Und so kam es, dass wir heute zu lernen haben, dass ein gelingendes Leben auch der Last bedarf, dass der menschliche Organismus die Beanspruchung durch Anderes braucht und dass es dabei um ein Gleichgewicht zwischen Selbstgenuss und Weggegebensein geht, weil sonst der Selbstgenuss zur reinen Selbstbezogenheit und damit zum Krankheitszustand wird. Es gibt heute zahlreiche Beispiele dafür, dass wir nicht nur – wie früher – durch Überlastung, sondern eher durch Unterlastung erkranken, gleichgültig ob Muskeln, Sinnesorgane oder andere Organe atrophieren.

Weil es dabei aber um den gesamten Organismus geht, gibt es natürlich nicht nur eine motorische Atrophie, sondern auch eine sozial-moralische Atrophie oder Unterlastung, einen Mangel an Beanspruchung durch Andere, was auch hier zu krankheitswertiger Selbstbezogenheit führen kann. Denn wenn ich zu sehr bei mir bin, wenn mein Selbst zu sehr ohne den Anderen ist, bin und habe ich letztlich auch mein Selbst nicht mehr – spürbar etwa an Depression oder Suizidalität. Das ist geradezu biologisch verankert. Wir können das an dem Hilfsimpuls nachvollziehen, den ein Hilfsbedürftiger fast automatisch in uns auslöst, besonders ein neu geborenes Kind. Aber Gott sei Dank nur »fast« automatisch! Denn mein Antworten auf den Appell ist eben kein Reflex, ist nicht instinktgesichert, sondern ist meiner Freiheit ausgesetzt. Ich kann ihn jederzeit, wenn ich will, ignorieren, vermeiden, kann auf die andere Straßenseite ausweichen, auch wenn mich der An-spruch erst einmal getroffen hat.

Ich habe diesen Zusammenhang und damit das Wechselspiel von Entlastung und Belastung auch schon als Ordnung der beiden obersten, vitalen Grundbedürfnisse des Menschen beschrieben: einerseits das egologische Grundbedürfnis nach Selbsterhaltung, Selbstbestimmung und Selbstgenuss und andererseits das alterologische Bedürfnis nach sozialer Bedeutung für Andere, für Andere notwendig zu sein, mithin seinem Leben mit einer konkreten Last auch konkretes Gewicht und damit Bedeutung zu geben. Dies also ist der Weg, an der Gesundheitsfalle vorbei gesund zu sein, wenn es – wie gesagt – gelingt, das Spannungsfeld im Gleichgewicht zu halten.

Wie es dazu kommen konnte, dass die Modernisierung als größtes körperliches und soziales Entlastungsunternehmen der Geschichte dazu geführt hat, dass wir heute auch an Unterlastung leiden können und dass wir, um der Gesundheitsfalle zu entrinnen, geradezu ein Lastenwiederbeschaffungsprogramm brauchen, keineswegs um vergangene Zustände wiederherzustellen, sondern nur um einigermaßen gesund überleben zu können, habe ich bereits aus verschiedenen Perspektiven beleuchtet.

Hier noch einmal die Sichtweise der Sozialgesellschaft. Wir alle sind Staats-, Wirtschafts- und Gesellschaftsbürger. Wir alle sind Freie, Gleiche, aber zuvor schon auch Brüderliche, im Sinne von »brüderlichen« Sozialbürgern, also Sozialgesellschaft, weil wir innerhalb und außerhalb unserer Familie immer schon in Beziehungen leben, in denen eines der Mitglieder schwächer und hilfsbedürftiger ist als das andere. Aber wir integrieren nicht so sehr die Hilfsbedürftigen, eher ist es umgekehrt: Es sind insbesondere die schwer Hilfs- und Sorgebedürftigen, die sich uns aufdrängen, die uns auf sie hin integrieren und sozialisieren, indem wir ihre Sorgen zu unseren machen und ihnen einen Teil unserer Zeit schenken, weil Helfen nicht käuflich ist.

Gemessen an unserem egologischen Selbstbestimmungsbedürfnis geschieht nichts davon wirklich freiwillig, keiner könnte das nach seinem natürlichen, willkürlichen Willen wollen, da das Helfen den eigenen Interessen zuwiderläuft. Wir helfen aber trotzdem, weil dies unserem anderen vitalen Grundbedürfnis entspricht, soziale Bedeutung für Andere haben zu wollen. Wir sorgen also nicht aus uns heraus, sondern aus dem anderen heraus, dienen gleichwohl damit unserem Gesundsein. Weil also kein Mensch aus freien Stücken gut ist, gilt: Sorgen können wir nur gegen unseren egologischen Willen wollen, also wider-willig wollen, so aber können wir es wollen. Diese Einsicht ist von brisanter Bedeutung. Sie zeigt nämlich, wie Appelle an die reine Freiwilligkeit und die reine Moral vorwiegend ins Leere laufen müssen.

Die Sorgebedürftigen sozialisieren uns auch in dem Sinne, dass sie uns immer schon genötigt haben, kommunal zu siedeln, weil das Sorgen erfolgreich nur in haushaltsübergreifender Weise von einer kommunalen Selbstverwaltung garantiert werden kann. Dabei ist die Nachbarschaft – wie schon gezeigt – das eigentlich Halt Gebende der kommunal organisierten Sozialgesellschaft.

Die Funktionsweise der Nachbarschaft folgt bestimmten Regeln, die wir heute weiterzuentwickeln hätten, wenn unsere Phantasie reicht oder die Not uns treibt:

1. Ihre Organisationsform muss extrem variabel sein, da sie sich nur aus den lokalen, situativen Gegebenheiten entwickeln kann.
2. Nachbarschaft tritt nur subsidiär und auch nur zusätzlich ein, also nur im Maße des Notwendigen. Daher ist ihre Wirkung auch nur selten ideal.
3. Sie vermehrt die Zahl der tragfähigen Schultern so, dass alle Beteiligten auch noch zu ihren eigenen Interessen kommen.
4. Sie macht aber (was meist übersehen wird) das soziale Netz auch qualitativ tragfähig, denn die Angehörigen des Einzelhaushalts sind mit einer Rund-um-die-Uhr-Betreuung emotional überlastet, da man sich zu nah ist und Liebe bei pausenloser Nachfrage in Abneigung, Hass und Gewalt umschlagen kann. Auf eine solche Überhitzungsgefahr wirkt die Beteiligung von haushaltsfremden Nachbarn abkühlend und stabilisierend.
5. Nachbarschaft ist auf Gegenseitigkeit angelegt, was die Motivation zum »widerwilligen Wollen« stärkt; man kann (später) vielleicht selbst davon profitieren.
6. Das wichtigste Prinzip, geradezu das Geheimnis der Wirksamkeit von Nachbarschaft, ist die territoriale Beschränkung der Verantwortung. Man kann die Grenzen der Straßen- oder Dorfgemeinschaft, des Quartiers oder Stadtviertels präzise angeben, das Territorium der eigenen Verantwortung für Andere nachgerade umschreiten. Und das Wissen darum, für die Menschen

außerhalb der Grenzen, für das Elend der restlichen Welt nicht zuständig zu sein, vervielfacht die Verantwortungsbereitschaft für das eigene Territorium über das zu erwartende Maß hinaus: »Nicht für die anderen, aber für *unsere* Sorgebedürftigen machen wir uns krumm!«

7. Wollte man der Nachbarschaftsmentalität, die sich darin äußert, dass einer für den Anderen einsteht, der ja im Prinzip ein Fremder ist, eine Grundhaltung oder Tugend zuordnen (alles kreist ja um die Frage »Wie komme ich eigentlich dazu, wieso ich«?), so fällt mir einmal Demut (Dienst-Mut) ein, zum anderen Zivilcourage (also Herzensmut oder Großherzigkeit) und schließlich die von dem Soziologen Hauke Brunkhorst für die Gegenwart vorgeschlagene »Solidarität unter Fremden«.[70]

So weit also die sozialgesellschaftliche Basis, die nicht als dritte, sondern als erste Säule jeder Gesellschaft fungiert. Bis zum Beginn der Moderne war sie im Wesentlichen allein für die Sorge um die Hilfsbedürftigen zuständig. Ich habe beschrieben, wie einerseits die Ärzte im Laufe des 19. Jahrhunderts zunehmend bestrebt waren, sich für die Gesamtgesellschaft verantwortlich zu sehen und in den professionellen Dienst der Sozialgesellschaft zu treten, ebenfalls zunächst auf kommunaler Ebene in Selbstverwaltung organisiert. Andererseits habe ich gezeigt, wie über aufklärerische Individualisierung, Industrialisierung, Ökonomisierung und in der Folge über die soziale Machtergreifung des Staates die tragenden Elemente der sozialgesellschaftlichen Basis nicht gerade aufgelöst, wohl aber erheblich entwertet wurden. Dies betrifft die Familien, die Nachbarschaften und die kommunale Selbstverwaltung. Auch der einzelne Bürger wurde zunehmend von seinem gesunden Bedürfnis, sich wegzugeben und soziale Bedeutung für Andere zu haben, entlastet, sodass er den Eindruck gewinnen musste, dass die Selbsterhaltung, die Selbstbestimmung und der Selbstgenuss nunmehr seine einzigen obersten Gesundheitsbedürfnisse seien.

Das Entlastungsprogramm betraf aber vor allem die drei Gruppen der Schwer-Sorgebedürftigen, für die bisher die Nachbarschaft notwendig gewesen waren: die chronisch kranken Pflegebedürftigen, die geistig Behinderten und die psychisch Kranken. Für sie entstanden die drei Institutionstypen der Siechen-, der Idioten- und der Irrenanstalten. Diese drei Begriffe waren ursprünglich unschuldig positiv gemeint, durchaus von humanitärem Heilungsengagement beflügelt. Die negative, abstoßende Bedeutung, die gerade diese Begriffe heute haben, ist nur ein Indikator für das Ausmaß der Entwertung dieser Bevölkerungsgruppen.

Es war schließlich auch schon die Rede von der diesbezüglichen Wende, als sich nach 1945, vielfach ausgelöst durch das Erschrecken über die Gewaltbereitschaft der NS-Ärzte gegenüber Anstaltsinsassen, eine weltweite Bewegung der Deinstitutionalisierung formierte. Da diese Bürgerbewegung sich damals (und genauso heute noch) zum Ziel setzte, mit immer weniger Institutionen für chronisch Kranke und Behinderte auszukommen und dies ja nicht ohne Wiederbelebung der Halt gebenden kommunalen Strukturen abgehen kann, war dies der erste bedeutende und nachhaltig wirksame Fall, dass Bürger sich gegen das Modernisierungsprogramm ihrer eigenen Entlastung von sozialen Lasten wehrten, ja geradezu für eine gewisse Wiederbelastung zu kämpfen bereit waren. Warum? Sicher nicht, weil sie plötzlich alle Masochisten geworden waren. Sicher auch nicht, weil sie etwas Gutes für Behinderte tun wollten, gute Menschen geworden waren. Schon mehr, weil sie davon ausgingen, dass ihre kommunale Lebenswelt erst vollständig und damit gesund ist, wenn alle ihre Bürger, also auch die Schwer-Sorgebedürftigen, die ihnen zuträglichen Lebensmöglichkeiten in ihr finden. Und damit letztlich auch, weil sie davon ausgingen, dass sie selbst nur gesund sein können, wenn sie hinreichend Gelegenheit finden, sich wegzugeben und soziale Bedeutung für Andere zu haben.

Seither leben wir in einer widersprüchlichen Übergangszeit: Zwar ist der Sozialstaat traditionell weiter bestrebt, die Sozialgesellschaft zu entlasten und überflüssig zu machen, während er zugleich an der Unbezahlbarkeit des Sozialen resigniert und in der Hoffnung auf Kosteneinsparung seine Verantwortung für das Soziale zunehmend an die Wirtschaft weitergibt, die, nach entsprechender gesetzlicher Weichenstellung, selbstverständlich nichts unversucht lässt, um ihren Marktregeln auch in allen sozialgesellschaftlichen Initiativen Geltung zu verschaffen, was ihr insbesondere bei den Trägern großer Einrichtungen und bei den Wohlfahrtsverbänden in Richtung auf Wettbewerb, Expansion, Betriebsübernahmen und Fusionen ziemlich gut gelingt. Aber wie es in der Produktionswirtschaft tief greifende Interessengegensätze zwischen den großen Konzernen und den kleinen beziehungsweise mittelständischen Betrieben gibt, so auch im Sozialbereich. Denn hier sind es die unendlich vielen kleinen Bürgerinitiativen und Vereine, bei denen seit der Nachkriegszeit das Bewusstsein zunimmt, Repräsentanten der Sozialgesellschaft zu sein, und die sich möglichst staats- und marktfreie Zonen erkämpfen, um wieder mehr Verantwortung für das bürgerschaftliche Engagement der Sozialgesellschaft zurückzugewinnen, egal, ob das Initiativen von Bürgern oder Selbsthilfevereine von Behinderten, Angehörigen oder chronischen Kranken sind. Von Letzterem schreibt der

Medizinhistoriker Alfons Labisch: »Die neuen Gesundheitsbewegungen lassen sich dadurch kennzeichnen, dass sie nicht angesichts ... mangelnder Hilfe, sondern gerade gegen eine als übermächtig empfundene medizinische Wissenschaft und Versorgung entstehen. ... Die an eine sinnstiftende Institution übertragene Verantwortung soll an die Menschen zurückgegeben werden.«[71]

Auch wenn jede einzelne dieser vielen kleinen Initiativen in der Regel zu schwach ist, um sich von staatlichen oder marktwirtschaftlichen Wirkelementen freizuhalten, sind sie doch insgesamt Ausdruck einer wiederbelebten, eigenständigen Sozialgesellschaft gegenüber Staat und Markt. Man kann von ihnen verallgemeinernd sagen:

- Sie sind meist ehrenamtlich initiiert und geleitet, meist in vereinsmäßiger Selbstverwaltung;
- sie sind von Deinstitutionalisierungspathos geprägt, wollen also die Sorge für die Sorgebedürftigen aus den Institutionen wieder in die Kommunen holen, daher auch das heutige Konzept der »community care«;
- sie achten meist auf die territoriale Begrenzung ihrer Verantwortung, bezogen auf einen konkreten kommunalen Bereich;
- gemeinwohlorientiert engagieren sie sich für die kommunale Integration einer bestimmten Gruppe Sorgebedürftiger;
- deren selbstbestimmtes Leben, Wohnen und Arbeiten in der Kommune ist das Ziel, dem sie dienen;
- daher bevorzugen sie ambulante Hilfsmittel, nach Möglichkeit keine stationären;
- sie sind dem für alle möglichst zuträglichen Miteinander von Bürgern mit und ohne Benachteiligung, insofern dem Lastenausgleich zwischen ihnen mehr als dem einzelnen Sorgebedürftigen verpflichtet – ein entscheidender Perspektivenwechsel im Sinne von »community care«;

- sie wünschen sich die kommunale Kultur so, dass potenziell alle Bürger nach der Normalverteilungskurve wohnen und leben können, sodass möglichst keine Sonderangebote zu neuer Aussonderung führen;
- sie achten in der Regel auf ihre auch verbandsmäßige Unabhängigkeit, sind neuerdings sogar bestrebt, sich über Bürgerstiftungen eine Basis finanzieller Autonomie zu sichern;
- insofern die ständige Gefahr der Institutionalisierung auch der eigenen Initiative von ihnen selbstkritisch bedacht wird, achten sie darauf – auch dies gegen die Marktregeln –, nicht zu groß zu werden, bei »small is beautiful« zu bleiben, die damit verbundene Machtschwäche zu ihrer Stärke, zu ihrem Markenzeichen machend;
- und schließlich spricht die Unsicherheit der beteiligten Bürger, wie sie sich eigentlich bezeichnen sollen, für die Lebendigkeit dieser sozialgesellschaftlichen Bewegung: Der Begriff »Ehrenamtliche« klingt zwar nach einem moralischen Alibi für die Modernisierung der Sorgebedürftigen zu Verwaltungsobjekten oder zu Waren, hat aber auch die gute Bedeutung, dass (weil ja nur ein Anderer mir Ehre zusprechen kann) es die Sorgebedürftigen sind, die mir die Ehre geben, ihnen dienen zu dürfen. »Freiwillige« nimmt Bezug darauf, dass ich aus mir heraus und ohne Bezahlung tätig werde; doch haben wir auch gesehen, dass mein Tun, als Antworten auf den Appell des Anderen, sich keineswegs ganz aus meiner willkürlichen Freiheit speist. Und »Bürgerhelfer« betont das »Helfen« als unbezahlbar, daher nicht professionalisierbar, weshalb in letzter Zeit auch der Begriff »Assistent« ausprobiert wird, weil er das Beistehen eines begleitenden Freundes meint, wenn auch inzwischen bei den Körperbehinderten der Assistent derjenige ist, den

sie nach dem »Arbeitgebermodell« selbst anstellen und bezahlen. Es ist gut, dass die Namen weiter im Fluss bleiben.

Bei der ungeheuren Breite, aber auch der völligen Zersplitterung und der Vermarktlichungsgefahr dieser Sozialgesellschaftsbewegung sind Aufrufe zu ihrer verstärkten Politisierung nicht verwunderlich. So heißt es etwa bei dem Politologen Frank Nullmeier: »Der Bürger in seiner Rolle als Engagierter, Spender, freiwillig Tätiger wird von untergeordneter Bedeutung sein, wenn seine Möglichkeiten als politischer Bürger geschwächt sind und er einem übermächtigen Wirtschaftsbürger gegenübersteht. ... Das beinhaltet freilich eine Politisierung der Bürgergesellschaft, auch eine Verschiebung vom Helfenden, Tätigen, zum partizipativen Engagement, hin zu einem Selbstverständnis als politischem Akteur der Gesellschaft – zu einer Politik jenseits des Staates. So sollte einer politischen Bürgergesellschaft das Wort geredet werden, die in das Marktgeschehen aktiv einzugreifen vermag, die sich als Ausdruck gesellschaftlicher Kontrolle und Korrektur ökonomischen Geschehens versteht, deren Engagement auch den Eingriff in den ökonomischen Kreislauf nicht scheut und gerade dadurch ein Gegengewicht zu Staat und Markt böte.«[72] Für entsprechende Impulse hat neuerdings hier und da auch der Staat selbst gesorgt. So hat etwa das baden-württembergische Sozialministerium mit einer Koordinierungsstelle seit zehn Jahren außerordentlich erfolgreich bürgerschaftliches Engagement in den Städten und Landkreisen mobilisiert.

Insgesamt kann man also sagen, dass wir Bürger zum einen in unorganisierter Form, in unserer privaten Lebenswelt, in all unseren Beziehungen ohnehin immer auch sorgend und helfend tätig sind, dass aber zum anderen ein immer größerer Teil von uns in vereinsmäßig organisierter Form in der kommunalen Lebenswelt sozialgesellschaftlich tätig ist. In beiden Varianten tun wir etwas gegen eine zu große soziale Entlastung, gegen unsere sozial-moralische Atrophie, indem wir für eine mäßige Wiederbelastung mit sozialen Lasten sorgen, um im Gleichgewicht mit unserem Selbstgenuss weggegeben und damit gesund zu sein. Jeder Einzelne von uns tut dies in wohl verstandener Selbstsorge, wenn er gut beraten ist, wenn auch unsere Ärzte uns gut beraten.

Gesellschaftlich geht es dabei immer noch um die Überwindung des alten, kranken Systems, wo für den Sorgebedürftigen entweder *allein* die Familie oder *allein* die Institution zuständig ist. Da ist einerseits die sich hermetisch abschließende Familie, in der sich eine Mutter allein mit einem geistig behinderten Kind oder eine Schwiegertochter mit einem altersverwirrten Schwiegervater aufreibt, was für alle nicht gesund ist. Und da sind andererseits die Anstalten und Heime, in denen jeder Mitarbeiter die Zuständigkeit für eine große Zahl schulternbedürftiger Behinderter oder Pfleglinge monopolisiert, was für alle genauso ungesund ist.

Der einzige Weg, das alte System durch ein gesundes zu ersetzen, besteht darin, dass wir sozialgesellschaftlich dafür sorgen, dass alle Sorgebedürftigen weitgehend gleichmäßig über die Gesellschaft oder die Kommune verteilt leben, wohnen und arbeiten, damit die Last, die sie bedeuten, sich auf die Schultern möglichst aller anderen Bürger gleichmäßig verteilen kann. Auf jeden Bürger soll nur so viel Last fallen, wie er gesundheitlich davon profitieren kann. Es geht also, mit einem Wort, um einen Lastenausgleich und damit um den Einklang von Sorge und Gerechtigkeit, damit aber auch um die Wiederherstellung des berühmten, schwer zu beschreibenden »Dazwischen«, das die Lebendigkeit der Kommune ausmacht und wofür die Regeln der Institution der Nachbarschaft gelten. Dies ist zugleich, so wage ich zu behaupten, der wirksamste Weg, der Königsweg, zum individuellen ebenso wie zum gesellschaftlichen »Gesundsein«. Freilich verlangt es die Schwere der Aufgabe, dass wir uns diesem gesunden Lastenausgleich nur über einen langen Zeitraum in kleinen Schritten nähern, zumal auch hier zu große Schritte mit Gefahren (etwa »Blockwartmentalität« bei zu viel Nachbarschaft) verbunden wären.

Der schwierigste Teil dieser Aufgabe besteht wohl unstrittig darin, die Heime und Anstalten überflüssig zu machen. Immerhin sind sie schon kleiner geworden, dennoch leben heute fast eine Million behinderte oder pflegebedürftige Bürger in ihnen: War diese Erfindung der Anstalten und Heime im 19. Jahrhundert vielleicht unvermeidlich gewesen, heute sind sie überflüssig, da es inzwischen für jede Heimaufnahmeindikation erprobte kommunal-ambulante Alternativen gibt. Aus diesem Grund liegt seit einiger Zeit dem Deutschen Bundestag die Aufforderung zur Durchführung einer Heim-Enquete vor.

So utopisch und auch Angst machend jedem Einzelnen die Aufgabe erscheint, erscheinen muss, Heime entbehrlich zu machen, so Mut machend sollte der Nachweis sein, dass wir uns schon längst auf diesem Weg befinden, für den man freilich wegen der erforderlichen Behutsamkeit mindestens 50 Jahre veranschlagen muss. Dass das Ziel überhaupt erreicht werden kann, haben uns insbesondere die skandinavischen Staaten vorgemacht. Sie zeichnen sich nämlich im Vergleich mit anderen Staaten speziell bei folgenden Merkmalen aus: hohe Schulintegration behinderter Kinder *und* hohe PISA-Werte; hohe Quote berufstätiger Frauen *und* hohe Geburtenquote; besonders niedrige

Zahl noch erforderlicher Heime *und* weitgehende Rückgabe der Verantwortung für Sorgebedürftige an die Kommunen. In Norwegen und Schweden existieren für Behinderte schon jetzt keine Heime mehr, wobei für den Erfolg eine über Jahrzehnte menschenrechtlich wache Aufmerksamkeit des Gesetzgebers gegenüber den Eigeninteressen der Institutionen, der Profiverbände und des Marktes von wesentlicher Bedeutung war.

Aber auch wir Deutschen befinden uns, zeitlich verzögert, auf einem ähnlichen Weg. Wichtige Impulse gaben die Körperbehinderten (»Krüppelbewegung«), die Angehörigen der geistig Behinderten (»Lebenshilfe«) seit Ende der fünfziger Jahre sowie die '68er-Generation, die die Psychiatriereform auslöste. Doch das Heim, als der Ort für die Letzten und Chancenlosesten, blieb noch weitgehend unberührt davon. Das änderte sich erst ab 1980, als auch wir unser Erschrecken über die NS-Medizin nachholten und als mit dem »betreuten Wohnen« (Bundessozialhilfegesetz) und später mit der ambulanten Pflege erstmals Finanzierungsinstrumente geschaffen wurden für den dritten Weg (der eigentlich der erste sein sollte). Bei diesem wird versucht, sorgebedürftigen Erwachsenen derart zu helfen, dass sie wieder allein oder in einer Gruppe (ambulant begleitet) selbstständig in der eigenen Kommune wohnen und (auch über Selbsthilfe- und Zuverdienstfirmen) einen Arbeitsplatz finden und damit auch – trotz Krankheit oder Behinderung – einen gesunden Lebensstil leben können; denn Bedeutung für Andere brauchen Sorgebedürftige noch dringlicher als andere Bürger.

Je mehr Sorgebedürftige wieder unter uns lebten (und leben), desto mehr waren nun auch die Kommunen und die Bürger als potenzielle Nachbarn davon berührt. Wie es »natürlich« war, dass die Heime aus ökonomischem Eigeninteresse sich sträubten, alle entlassungsfähigen Bewohner zu entlassen, so war es zumindest anfangs auch »natürlich«, dass die Kommunen sich gegen die Wiederbelastung durch die Ex-Heimbewohner wehrten. Denn wie wir schon wissen, kann man nach seinem egologischen »natürlichen« Willen Lasten nicht wollen, man kann sie nur wider-willig wollen.

Und wie es den Bürgern in einem solchen Fall geht, dazu ein Beispiel aus meiner eigenen Erfahrung:[73] Als wir vom Psychiatrischen Landeskrankenhaus Gütersloh aus von 1980 bis 1996 sämtliche 435 »Lebenslänglichen« mit Heimbewohnerstatus in eigene Wohnungen entließen, haben wir aufgrund verunsicherter Bürgeranfragen nach einer gewissen Zeit die Sozialkontakte dieser chronisch Kranken und Behinderten gezählt. Ergebnis: Waren es innerhalb der Institution etwa 90 Prozent Profi- und zehn Prozent Bürgerkontakte, so hatte sich nach der Entlassung in eine eigene Wohnung dieses Verhältnis genau umgedreht. Und wenn man nachfragte, was für Bürger das waren, so waren es überwiegend Zufallsbegegnungen auf der Straße, im Supermarkt, in der Kneipe, im Bus, auf dem Amt oder mit den Nachbarn. Als wir den anfangs verunsicherten Bürgern schuldbewusst beichteten, dass wir auf diese Weise den weitaus größten Teil unserer Beziehungsarbeit von unseren Schultern auf die Schultern von Zufallsbürgern umgeladen hätten, ohne sie zu fragen, sie aufzuklären oder ihnen zu helfen, entgegneten einige zu unserer Überraschung: »Nein, im Gegenteil, ihr habt das genau richtig gemacht. Wärt ihr vorher mit moralischen Appellen an uns herangetreten, hätten wir euch den Vogel gezeigt, und ihr hättet keinen Fuß in die Tür gekriegt.« Eine solche Umladung von Lasten kann also nur funktionieren, wenn sie uns, den Bürgern, unmerklich und allmählich widerfährt, dem einen mehr, dem anderen weniger, bis sich neue Gewohnheiten zeitlicher Belastung gebildet haben. Erst wenn man diese neuen Gewohnheiten, die die eigenen Interessen zwar nicht wesentlich einschränken, gleichwohl als lästig empfunden werden, nach längerer Zeit als nicht mehr recht änderbar ansieht, hält man es aus genau diesem Grund für zweckmäßig, sie aus etwas Negativem in etwas Positives umzudeuten, indem man sich etwa sagt, dass mit etwas mehr Last mein Leben auch mehr Gewicht und Bedeutung hat. Es scheint nur einen sekundären Lastengewinn geben zu können.

Aus solchen Erfahrungen haben wir in Gütersloh komplexe Strategien zur Mobilisierung von Nachbarschaftsmentalität entwickelt, die im Kern daraus bestehen, unter Verzicht auf jeglichen moralischen Appell zunächst lediglich dafür zu sorgen, dass die statistische Wahrscheinlichkeit von Begegnungen zwischen Menschen mit und ohne Behinderung wächst, weil im selben Maß die Zahl der Beziehungen zunimmt. Erst sekundär darauf aufbauend, hat man die Gesamtgemeinde in ihren Teilgemeinden wahrzunehmen, also als Schul-, Kultur-, Kirch-, Gesundheits-, Sport- und Wirtschaftsgemeinde; und für jede dieser Teilgemeinden ist eine nur für sie verstehbare, eigene Lastenbeanspruchungssprache zu erfinden. Im Gegenzug sind freilich die Angst und das Schutzbedürfnis der Bürger (nach 150-jähriger Tradition der Sicherheit durch Mauern nur zu verständlich), ernst zu nehmen, etwa mit einem mobilen psychosozialen Krisendienst, über den jeder Bürger rund um die Uhr kostenlos sofortigen professionellen Beistand anfordern kann. Ergebnis: Nach 15 Jahren sprachen die Gütersloher Bürger nicht selten noch von »*unseren* psychisch Kranken«, eine Anrede, die zuvor buchstäblich niemand über die Lippen bekommen hätte.

Nun sind die Heime sowohl für Behinderte als auch für Alterspflegebedürftige (auch die Behindertenwerkstätten) inzwischen so von Marktzwängen beherrscht, dass sie keineswegs im möglichen Umfang ihrem Rehabilitations- und Integrationsauftrag nachkommen, sondern aus ökonomischem Interesse die Sorgebedürftigen lieber behalten. Eigentlich müssten wir Bürger ihnen deshalb unsere für diesen Auftrag gezahlten Sozialsteuern und Beiträge entziehen, wenn der Staat sich dies schon nicht traut. Denn noch immer gehen über 95 Prozent der für solche Sorgebedürftige vorgesehenen Sozialhilfekosten in diesen – inzwischen ungeeigneten – stationären Bereich. Dabei ändert dieser Missstand nichts daran, dass die Heimmitarbeiter redlich um die Verselbstständigung der Heimbewohner bemüht sind, wenn auch in der Regel vergeblich, da dies innerhalb einer Institution kaum möglich ist und das Interesse der Institutionen stärker ist und dagegensteht. Nachweislich wäre ungefähr ein Drittel der Heimbewohner ohne großen Aufwand sofort fähig, in einer eigenen Wohnung kommunal-ambulant betreut zu werden, was man ihnen aber nicht verrät. Und wofür sich – trotz bis zu 20 Kontrollinstanzen pro Heim – niemand interessiert.

Und dennoch befinden wir uns längst in einem Prozess, in dem die Behindertenheime wie die Altenpflegeheime sich selbst gerade durch ihre eigenen Reformbeiträge zum Auslaufmodell machen. Wie ist das möglich? Dass es seit 20 Jahren zunehmend kommunal-ambulante Alternativen zum Heim gibt, verändert die Landschaft grundsätzlich und hat Konsequenzen. Einmal ist seither, anders als früher, jeder Tag eines Heimaufenthalts für jeden Bewohner begründungspflichtig. Denn das Grundgesetz erlaubt zwar die mit jeder Heimaufnahme unvermeidliche Einschränkung von Persönlichkeitsrechten (juristisch das »besondere Gewaltverhältnis«), jedoch nur bei alternativloser Erforderlichkeit. Heute aber gibt es diese Alternativen. Zudem müssen die Heime nun auch mit der »gesunden Mischung«

ihr wichtigstes Funktionsprinzip aufgeben, wonach sie sich nämlich etwa ein Drittel fitte Bewohner »halten«, die das Heim nicht dringend bräuchten, um mit den weniger Fitten besser zurechtzukommen, was obendrein gegen das Instrumentalisierungsverbot verstößt. Schließlich lassen sich, wegen der ambulanten Alternativen, immer weniger Bürger zur Heimaufnahme überreden, auch nicht von den Krankenhausärzten, die bisher aufgrund ihrer hospitalisierten Blindheit für kommunale Alternativen für die höchste Fehleinweisungsquote in Heime gesorgt haben.

Wenn nun die Heime unter diesem Druck dennoch anfangen, wenigstens einen Teil gerade der selbständigeren Bewohner zu entlassen, arbeiten sie selbst daran mit, zum Schluss nur noch besonders schwierige oder sterbenskranke Bewohner zu haben. So züchten sie sich selbst eine »Konzentration der Unerträglichkeit«, die nun für niemanden mehr auszuhalten ist, weder für die Betroffenen noch für die Mitarbeiter. Da aber das Rad der Geschichte schwer zurückzudrehen ist, hilft hier nur noch eine ursprünglich gar nicht beabsichtigte Radikalisierung: entweder alle oder keiner! Entlassung vom Letzten her! Auch der schwierigste oder pflegebedürftigste Sorgebedürftige muss das Recht und die Möglichkeit haben, in seiner Kommune seine Wohnung, seine Lebenswelt zu finden. Dies ist die unvermeidliche Konsequenz von Deinstitutionalisierung und »community care«. Nur so werden Kommunen wieder lebendig.

Fazit: Heute haben die Bürger als Steuer- und Beitragszahler, die Bürger als Repräsentanten der Sozialgesellschaft, die von ihnen beauftragten Heimaufsichten und medizinischen Dienste, aber auch die Ärzte, sofern sie bisher in Heime eingewiesen haben oder sofern sie Hausärzte von Heimbewohnern sind, verfassungsmäßig wie menschenrechtlich die Aufgabe, mit den ihnen jeweils gegebenen Möglichkeiten bei jedem Bürger zu prüfen, ob er mit der gebotenen alternativlosen Erforderlichkeit in ein Heim aufgenommen werden oder noch in einem Heim leben muss. Die Pflicht hierzu ist neu, noch vor 20 Jahren gab es sie nicht; heute aber besteht sie, weil es eben kommunal-ambulante Alternativen gibt.

Noch ein Wort zu dem gegenüber den Behinderten schon aus demographischen Gründen viel größeren Problem der Alten und der alterskranken Bürger und damit der Altenpflegeheime. Obwohl die Familie seit Jahrzehnten totgesagt ist, werden immer noch 70 Prozent der Pflegebedürftigen zu Hause von ihren Angehörigen, mit und ohne Pflegedienst, betreut, 30 Prozent leben in Heimen. Der Jurist Thomas Klie meint dazu: »Noch nie im geschichtlichen Zurückdenken haben nachfolgende Generationen für ihre Altvorderen so viel an kollektiven monitären Transferleistungen erbracht wie heute, und – noch bedeutsamer – noch niemals im geschichtlichen Zurückdenken wird in informellen Netzen, insbesondere in den Familien und Partnerschaften, so viel und so lange gepflegt wie gerade heute.«[74] Gleichwohl bedürfen auch die Angehörigen – nach unserem Denkmodell – der Entlastung von ihrer Überlastung, und zwar durch Zulassung eines jeweils anderen, situativ passenden »Sorge-Mix« zur Ermöglichung des Gesundseins aller.

Andererseits sind es aber dennoch über 600 000 Bürger, die in Altenpflegeheimen leben – obwohl die Alten das Heim immer weniger wollen. Und täglich werden neue Altenpflegeheime, wegen der unternehmerischen Berufsfreiheit ohne durchgreifende Bedarfsprüfung, gebaut, obwohl die Kostenträger sich schon heute ausrechnen können, wann diese phantasielose Methode – mehr Altersverwirrte = mehr Heimplätze – zur Unbezahlbarkeit führt.

Wenn ich recht sehe, brachten auch hier wieder Bürgerinitiativen den ersten strukturellen Durchbruch. In immer mehr Regionen nämlich werden, eingebettet in ein bestimmtes Stadtviertel oder in eine Dorfgemeinschaft, ambulante Wohnpflegegruppen[75] mit bis zu acht Altersverwirrten gegründet, die sich inzwischen bewährt haben. Sie folgen dabei dem aus Skandinavien übernommenen Konzept der »Hausgemeinschaft«, dem zufolge auch Altersverwirrte als Bürger aufgefasst werden, die zwar ein Pflegebedürfnis haben, vor allem aber das Bedürfnis, auch in einer Gruppe, jetzt begleitet, ihren Haushalt weiter zu führen, also über Weggegebensein soziale Bedeutung noch im dementen Zustand für Andere zu haben. Außer Fachpflegekräften beschäftigt man daher auch Hauswirtschafterinnen. Da es hier nur um Alterskranke eines bestimmten Stadtviertels geht, die Fußwege also nicht allzu weit sind, ist die Wahrscheinlichkeit viel größer, dass sich an den Präsenzzeiten rund um die Uhr auch Angehörige, Verwandte, Freunde oder Nachbarn beteiligen. In dem Maße, wie dies gelingt, können die Kosten deutlich unter denen eines durchschnittlichen Altenpflegeheims liegen – bei gleichzeitiger vertrauter, nachbarschaftlicher Einbettung.

Lassen sich solche Erfahrungen verallgemeinern? Beantworten lässt sich die Frage, wenn folgende Rede des Bürgermeisters oder eines Sozialdezernenten auf der Bürgerversammlung eines Stadtviertels vorstellbar wird: »Ich gehe davon aus, dass die meisten von euch im Falle der Altersverwirrtheit in den eigenen vier Wänden wohnen und sterben wollen, wenn die Last für die Angehörigen nicht zu groß wird. Deshalb schlage ich euch jetzt statt des bisherigen zweistufigen Systems (eigene Wohnung oder Heim) ein dreistufiges System vor. Wir werden weiterhin alles tun, damit ihr, wunschgemäß, in eurer Wohnung bleiben könnt

(›das Heim in die Wohnung holen‹). Wenn das aus irgendwelchen Gründen aber nicht mehr geht, schlage ich vor, dass ihr entweder in eigener Regie oder durch Beauftragung eines Vereins für euer eigenes Viertel eine ambulante Wohnpflegegruppe gründet. Dazu jetzt eine allgemeine Rechnung: Wenn ihr hört, dass es zur Zeit in den Altenpflegeheimen etwa 400 000 Rund-um-die-Uhr-Pflegebedürftige gibt, erschreckt euch das. Wenn ihr euch aber in einem Gedankenspiel vorstellt, dass es all diese Heime nicht gäbe und die Pflegebedürftigen gleichmäßig über die Gesellschaft verteilt werden müssten, dann kämen auf 1600 Bürger nur acht Rund-um-die-Uhr-Pflegebedürfige, also gerade so viele, wie man für eine ambulante Wohnpflegegruppe braucht. Jetzt werdet ihr wahrscheinlich sagen: ›Hätte ich gar nicht gedacht, dass wir in unserem Viertel nur so wenige Altersverwirrte produzieren! Da kann man ja glatt drüber nachdenken. Und da könnte ich mir vorstellen, ein paar Wochenstunden dafür zu investieren, zumal ich in zehn oder 20 Jahren vielleicht selbst davon profitieren könnte. Wenn es nur um *unsere* Dementen geht, da bin ich bereit, mich krumm zu machen.‹ Wenn ihr so denkt, seid ihr auf dem richtigen Weg; denn dann könnt ihr jedem Bürger eures Viertels garantieren, dass ihm, wenn er schon wegen Demenz die Vertrautheit seiner eigenen Wände verlassen muss, aber dennoch wenigstens die Geläufigkeit seines Viertels mit allen bekannten und freundschaftlichen Beziehungen erhalten bleibt. Und wenn man auch das aus irgendwelchen Gründen nicht will, kann man in letzter Instanz immer noch in ein Altenpflegeheim gehen, wenn dies auch in der Regel mit dem Verlust dieser Vertrautheit einhergeht. Und jetzt seid ihr dran!«

Ob der Bürgermeister oder Sozialdezernent während seiner Rede besonders an Arbeitslose, Eltern, deren Kinder aus dem Haus gegangen sind, oder an Bürger im dritten

Lebensabschnitt gedacht hat, für die sich die Unterlastungsfrage noch dringlicher als für alle anderen stellt, lasse ich mal dahingestellt. Zu den Bürgern im dritten Lebensabschnitt möchte ich aber noch ein kleines Beispiel anführen: 80 davon haben sich in einem Stadtteil von Minden vor 15 Jahren zusammengeschlossen und sich zum Ziel gesetzt, dass möglichst alle Bürger ihres Viertels im vierten Lebensabschnitt zu Hause sterben können, was ihnen überwiegend auch gelungen ist, wobei sie jetzt gespannt sind, ob es möglich ist, nach 15 Jahren solcher sozialen Beanspruchung den Ball an die nächstjüngere Generation weiterzugeben, um so eine Tradition zu stiften.

Zusammenfassend ist der Hinweis wohl hilfreich, dass das Thema dieses Kapitels drei Diskurse umfasst, deren Zusammenwirken dadurch an Plausibilität gewinnt, dass sie auch getrennt darstellbar sind:

1. Wenn wir von »kranker Medizin« sprechen, hat es keinen Sinn, wie das Kaninchen auf die Schlange immer nur gebannt auf die Medizin zu starren. Vielmehr kommt man nur zu neuen Perspektiven, wenn man das Medizin- und Sozialsystem in den größeren Zusammenhang der Sozialgesellschaft stellt. Dabei gilt auch hier der kategorische Imperativ, vom »jeweils Letzten« auszugehen. Und diese »Letzten« sind zum einen die chancenlosesten Sorgebedürftigen, die bislang in Heimen konzentriert sind, zum anderen sind es aber die Bürger, die vom professionellen System am längsten vernachlässigt, ignoriert, als störend oder überflüssig angesehen wurden. Damit das Medizin- und Sozialsystem wieder funktionsfähiger wird, muss fraglos ein Teil des Gesamtaufgabenspektrums wieder an die Bürger, an die Sozialgesellschaft zurückgegeben werden. Das geht nur, wenn die Professionellen, die Mediziner wie die anderen Mit-

arbeiter in Sozialberufen, sich umprofessionalisieren, was heißt, dass sie sich einerseits noch stärker auf ihre jeweiligen Spezialtechniken konzentrieren, andererseits aber mehr koordinieren, also einen Teil des zu Tuenden nicht mehr selbst machen, sondern es den Bürgern zurückgeben und diese dabei begleiten. Das betrifft in der Medizin insbesondere die Hausärzte, die daher auch Gemeindemediziner zu sein haben.

Wie dieses Aufeinanderzugehen von Profis und Bürgern konkret aussehen kann, auch dafür ein kleines Beispiel: Im Landkreis Schwandorf in Bayern sagen die Mitarbeiter in einigen ambulanten Pflegediensten: »Da die ehrenamtlichen Bürgerhelfer längst einen Teil dessen, was wir Profis früher getan haben, unbezahlt selbst tun, ist es für uns selbstverständlich, dass auch wir Profis ein paar Wochenstunden unbezahlt arbeiten.«

2. Wenn wir – getrennt davon – von der Vermeidung der Gesundheitsfalle und der Ermöglichung des Gesundseins sprechen, dann haben wir uns einzugestehen, dass wir heute aufgrund der modernisierungsbedingten Entlastungen auch an Unterlastung, an motorischer wie sozial-moralischer Atrophie erkranken und so Gesundsein verfehlen können. Es bleibt uns nichts anderes übrig, als Gelegenheiten für eine mäßige motorische wie soziale Wiederbelastung zu suchen und wiederherzustellen, wie dies beispielsweise im Konzept der »community care« oder in den ambulanten Wohnpflegegruppen geschieht. Nur so ist Gesundsein zugleich für den einzelnen Bürger, die Familie, die nachbarschaftliche Kommune und die Gesellschaft möglich.
3. Und wenn wir – wieder getrennt davon – von der drohenden oder realen Unbezahlbarkeit des Medizin- und Sozialsystems sprechen, wir daher die Sozialgesellschaft als einzige ungenutzte und zudem unerschöpfli-

che Ressource geradezu lebensnotwendig wieder brauchen, dann bedarf es solcher Vertreter des Staates, die den Mut zu einem öffentlichen Offenbarungseid und die Aufrichtigkeit haben, die Bürger etwa so anzusprechen: »Liebe Bürger, angesichts des Kostenproblems würden wir euch ja gern – wie gewohnt – noch mehr Steuern und Beiträge abzwacken. Doch erstmals in der Geschichte verbietet sich dieser Weg, weil er mit dem Arbeitsmarkt auch die Sozialfinanzierung noch mehr verschlechtern würde. Wir stehen daher gemeinsam vor dem neuen Problem, wie wir einen noch deutlich wachsenden Bedarf mit schrumpfenden Mitteln decken können. Dabei ist nur eines klar: Wie in der Medizin nicht mehr jede neue technische Möglichkeit, so ist im Sozialbereich das bisherige System, das im Wesentlichen ein Heimsystem ist, bei gleich bleibender Nutzungsgewohnheit nicht mehr zu halten, weil nicht mehr zu finanzieren. Was die Sorgebedürftigen angeht, gibt es grundsätzlich nur zwei Arten der Hilfe: Entweder man gibt Geld oder man gibt Zeit, indem man selbst etwas tut. Also werdet ihr euch darauf einstellen müssen, zukünftig nicht mehr nur Geld, sondern auch wieder Zeit zu geben, wie vor 1800 ohnehin stets üblich. Im Grunde haben wir diesen Paradigmenwechsel ökonomisch bereits vollzogen. Denn den Appell zu ›mehr Eigenverantwortung‹ habt ihr Bürger bereits akzeptiert. Auch wenn es anfangs so klang, als ob damit nur gemeint sei, dass ihr für eure eigenen Bedürfnisse mehr privates Geld investieren müsst. Doch niemand von euch ist so dumm, nicht zu wissen, dass man das Wort ›Verantwortung‹ nur in den Mund nehmen kann, wenn man damit zunächst Verantwortung für Andere meint, höchstens danach dürft ihr an euch selbst denken. Anders ist es gar nicht möglich, Verantwortung zu übernehmen, wenn man aufrichtig ist. Konkret heißt das: Ihr müsst euch für Andere engagieren, einige Wochenstunden, aber nur so viele, dass ihr in euren berechtigten Eigeninteressen nicht wesentlich beeinträchtigt seid. Wie man das organisiert, müssen wir erst noch herausfinden. Dennoch werdet ihr dies nur zähneknirschend tun, schon deshalb, weil ihr das lange nicht gewohnt wart. Ihr werdet euch mit dem Philosophen Hegel trösten müssen, dem zufolge Freiheit die Einsicht in die Notwendigkeit ist. Erst wenn euch wieder eine gewisse Nachbarschaftsmentalität zur nicht mehr änderbaren Gewohnheit geworden ist, werdet ihr sagen können, dass euer Leben mit etwas mehr Last auch mehr Gewicht und Bedeutung hat und dass ihr so von eurer sozial-moralischen Atrophie gesunden könnt. Im Grunde ist das auch nur der Preis für die beiden wirklich großen Fortschritte der Medizin, dass ihr länger lebt und dass viele von euch nur als Chroniker eine akute Erkrankung überleben können. Und diese Fortschritte wollt ihr!«

Wie gesagt, es ist logisch richtig und zugleich politisch-moralisch hilfreich, diese drei Diskurse auch getrennt voneinander zu führen, zugleich weisen sie aber in dieselbe Richtung.

11

Gesundheit braucht die zweite Aufklärung

Wir holen die medizinische Forschung nur durch Gewaltenteilung aus der Gesundheitsfalle – so wird sie menschen- statt marktdienlich

Ist die universitäre Medizin käuflich?«, so wurde unlängst im *New England Journal of Medicine* gefragt. Nun ja, sie ist es wohl, und sie ist, zumindest in Teilen, wohl auch bereits verkauft, an die, die das Geld haben, an die Wirtschaft, vor allem an die Pharma- und Geräteindustrie. Und wenn man es noch ein bisschen übertriebener ausdrücken will, kann man vielleicht sagen, dass die Gesundheitsfalle gerade dank der medizinischen Forschung funktioniert und deshalb über einen Mangel an immer neuen Opfern nicht zu klagen hat. Allein die Angaben über die Häufigkeit von Krankheiten und über die Wirksamkeit von Therapien zwingen zu der Annahme, dass dies wirtschaftlichen Interessen und dem Prestige der Wissenschaft dienen soll. Wie der Psychiater Asmus Finzen es ausdrückt: »Geforscht wird, wo Geld zu verdienen ist.«[76] Der medizinische Alltag sehe oft so aus: Viele Wissenschaftler sind als Berater von Arzneimittelherstellern tätig, treten als ständige Referenten bei Firmensymposien auf, stellen ihren Namen für von Ghostwritern geschriebene Firmenpublikationen zur Verfügung, setzen sich für bestimmte Geräte oder Medikamente ein, streichen je nach Position großzügige Zuwendungen ein, schließen Patent- und Beteiligungsverträge ab, erwerben Firmenanteile in Form von Aktien und Optionen oder gründen eigene Firmen, wobei überhaupt schon die Fähigkeit zur Einwerbung von Drittmitteln für Führungspositionen qualifiziert. Und da sich dies natürlich auch auf die Wahl bestimmter Präparate und Geräte bei Diagnostik und Therapie auswirkt, kann der Arzt zwar von »seinen« Patienten sprechen, ohne dass diese aber wissen können, in welchem Ausmaß sie in Wirklichkeit gleichzeitig Kunden bestimmter Firmen sind, und dadurch zudem ihrem Arzt zu geldwerten Vorteilen verhelfen, über die niemand spricht.

Es ist müßig, die Fremdbestimmung der Wissenschaft durch Wirtschaft und Markt noch breiter auszuführen. Sie ist in beliebig vielen Untersuchungen belegt – bis hin zur künstlichen Erfindung neuer Krankheiten, um Absatzmärkte für neue industrielle Produkte zu haben.[77] Im Übrigen darf bei alledem nicht vergessen werden, dass in diesem ganzen großen Geschäft, in diesem »medizinisch-industriellen Komplex«, inzwischen sämtliche wissenschaftlichen Untersuchungen, sofern sie mit Menschen zu tun haben, von der zuständigen Ethikkommission eine ethische Unbedenklichkeitsbescheinigung brauchen und erhalten.

Und der Staat? War er es nicht, gegen den früher die Freiheit der Wissenschaft erkämpft und verteidigt werden musste? In Wirklichkeit liegen die Dinge hier ähnlich wie bei der praktischen medizinischen Versorgung: Während man die Bedrohung dieser Freiheit immer noch von Seiten des Staates fürchtet, findet sie ungleich brutaler in Gestalt der Abhängigkeit von wirtschaftlichen Interessen statt, was man aber entweder blind oder uninteressiert hinnimmt. Der Staat hat sich in diesem Bereich weitgehend zurückgezogen und überlässt dem Markt und seinen Gestaltungskräften das Feld. Das kann sogar so weit gehen, dass der Staat die Genehmigung öffentlicher Gelder für ein Forschungsprojekt von dem Nachweis schon bestehender Verflechtung mit der Wirtschaft abhängig macht, wie etwa beim Nationalen Genomforschungsnetz deutlich wurde.[78]

Nun könnte man ja sagen, dass das alles gleichgültig sei, da bei diesem Joint Venture zwischen Wissenschaft und Wirtschaft doch immerhin viele gute Produkte entstehen, von denen ich profitiere, die mir auch das Leben retten können. Jedoch sieht auch dies bei vollständiger Wahrnehmung anders aus, da die langfristigen Auswirkungen, die realen Schäden oder Gefährdungen für den Einzelnen wie für die Gesellschaft nicht berücksichtigt werden. So festigt sich der Verdacht, dass auch die Wissenschaft – darin dem sozialen Bereich ähnlich – in ihrer Grundstruktur nicht marktfähig ist (wenn man von selbstverständlichen pragmatischen Wechselwirkungen absieht). Und dass beide am besten gedeihen, wenn sie ihre Differenzen und Grenzen achten.[79]

Ein wissenschaftlicher Fortschritt kann auch, insbesondere wenn er in Richtung weiterer Spezialisierung oder Technisierung im Umgang mit einer Krankheit geht, um den Preis erkauft sein, dass man das untersuchte Phänomen aus seinen sonstigen Zusammenhängen isoliert, um es besser unter einer einzelwissenschaftlichen Perspektive (physikalisch, molekularchemisch, genetisch, psychosozial) analysieren zu können. Die für die Umsetzung der neuen Erkenntnis in die Praxis absolut erforderliche Wiederherstellung der zwischenzeitlich ausgeblendeten Lebenswirklichkeit der Patienten kann aber dem Verwertungsinteresse des Geldgebers zuwiderlaufen und unterbleibt daher leicht, weshalb auch so viele unausgereifte Produkte auf den Markt kommen. Erkenntnisse, die durch einen theoretischen Modellversuch zustande gekommen sind, können in einigen Einzelfällen zu erstaunlichen therapeutischen Erfolgen führen. Das Verwertungsinteresse wiederum kann jedoch dazu verführen, den therapeutischen Erfolg möglichst breit zu verallgemeinern, auch wenn man die Lebenswirklichkeit der Menschen um diesen Preis vergewaltigt. Eine Lebensgeschichte kann umgedeutet werden, womit sich ein Leiden auch gut chronifizieren lässt. Wenn man dies wie bei der gegenwärtigen Psychotrauma-Therapie auch noch mit politischem Engagement verknüpft, dann kann man von Holocaust-Opfern (mehrerer Generationen), Dissidenten, Folteropfern und Asylbewerbern ausgehen und sich dabei den Glauben anmaßen, dass kein Schicksal schwer genug ist, als dass es nicht therapeutisch in den Griff zu bekommen sei. Überträgt man danach das Verfahren auf Unfallopfer und andere menschengemachte Verletzungen und kombiniert dies auch noch mit finanziellen Entschädigungsansprüchen, dann ist die Chronifizierung von Opferbiografien ausweglos garantiert, ebenso die Dankbarkeit der Betroffenen und das eigene hohe öffentliche Ansehen.[80] Unabhängig davon kann dieselbe Technik im Hinblick auf die Sorge um einen Menschen auch goldrichtig sein. Sie gerät aber durch die eben dargestellte »Gefräßigkeit« in die Gesundheitsfalle.

Die Marktabhängigkeit vergrößert weiterhin das Risiko, dass der Forscher auf eine allzu faire und umfassende Aufklärung der Versuchspersonen verzichtet, schon aus Angst, die eine oder andere könnte abspringen, wodurch die Vollständigkeit der vorgesehenen Serie beeinträchtigt wäre, was Zeit- und Geldverlust bedeuten würde.[81] Damit steht die Verantwortungsbereitschaft des Forschers selbst auf dem Prüfstand. Stärker noch als staatlich-bürokratische Fremdkontrolle hat die Fremdkontrolle durch ökonomische Interessen unvermeidlich die Schwächung der Selbstkontrolle und damit der Verantwortung für das, was man tut, zur Folge. Dies wirkt sich umfassend aus. Es beginnt schon bei der Auswahl des Forschungsgegenstands, die sich nicht mehr nach dem Gemeinwohl richtet, nicht mal mehr nach dem theoretischen Grundsatzinteresse, sondern nach der Finanzierbarkeit. Wissenschaftlich interessant ist das, was ökonomisch interessant ist. Und unabhängig von der moralischen Integrität des einzelnen Wissenschaftlers, ist damit strukturell die Wahrscheinlichkeit für die Verfälschung von Forschungsergebnissen, insbesondere von negativen, und für die direkte Korruption vergrößert. Hat nicht das Bundesverfassungsgericht die Aufgabe, den Staat darauf hinzuweisen, dass er die von der Verfassung garantierte »Freiheit der Wissenschaft« gegen ihren heute mächtigsten Feind, nämlich die Marktabhängigkeit, zu schützen hat?

Darüber hinaus verstärkt diese finanzielle Fremdbestimmung ein Problem, das gerade der medizinischen Forschung ohnehin eigen ist: Wissenschaftler neigen nun mal dazu, ihre jeweiligen Entdeckungen oder Erfindungen in ihrer Bedeutung anfangs zu überschätzen, mögliche negative Folgen auszublenden und geradezu an einer Heilsversprechen-Inkontinenz zu leiden. Es handelt sich um eine fast naturgesetzliche, monomanische Einschränkung der Zurechnungsfähigkeit, die man mir als Forscher nicht mal vorwerfen kann, da ich in meiner Begeisterung über die möglichen Segnungen meiner Innovation immun bin gegen eventuell auftauchende Zweifel. Notfalls rationalisiere ich diese Kritikschwäche mit dem Argument, ohne Übertreibung meiner Heilserwartungen käme ich nicht an die erforderlichen Geldmittel.

Freilich ist es ein Trost, dass bisher noch immer in der Geschichte jeder Neuerung irgendwann die Begeisterungshalbwertzeit erreicht ist, jenseits derer erwachsene Ernüchterung den Forscher wieder von seiner Infantilisierung befreit, sodass die Verheißungen relativiert und auch die Schattenseiten wahrgenommen werden können. Gefährlich kann es jedoch dann werden, wenn sich zwischenzeitlich der Verwertungsdruck von Seiten des Geldgebers sowie die werbetechnisch geschürten Erwartungen des Publikums gegenseitig so eskaliert haben, dass kulturelle Gemeinsamkeiten solcher Emotionalisierung und Ökonomisierung zum Opfer gefallen sind. Dann könnte es auch geschehen – so der Philosoph Maximilian Forschner –, »dass durch das globale Zusammenspiel von wissenschaftlich-technischem Progress und verbrauchsintensivem massenhaftem Banalhedonismus unsere schöne kleine Welt auf Dauer aus den Fugen gerät«.[82]

Solchen Gefahren sind wir gegenwärtig vor allem aufgrund der Genforschung ausgesetzt, wenn es auch sein könnte, dass sich ihr Erreichen der Begeisterungshalbwertzeit gerade am Horizont abzeichnet. Denn ausgerechnet seit der Genomentschlüsselung, also dem Zeitpunkt ihres größten Erfolgs, sind die Äußerungen der Verantwortlichen selbstkritischer als je zuvor. Dies muss nicht zu sehr verwundern, da der Umschlag vom Möglichen ins Wirkliche in der Regel von einem Ernüchterungsschub begleitet wird. Dennoch ist noch längst nicht Entwarnung angesagt, und die Geschichte der Atomwissenschaft dürfte hier weiterhin lehrreich sein. So stimmt das 2001 regierungsamtlich ausgerufene »Jahr der Lebenswissenschaften« nachdenklich. Denn dieser Begriff, benutzt für einen medizinisch-industriellen Komplex, der den gesamten Bereich der Genforschung umfasst und in den schon seit geraumer Zeit die meisten Forschungsgelder fließen, erweist sich als eine ideologiegeladene Wortneuschöpfung. Mit ihm werden einige Wissenschaften, als insbesondere für den Menschen wichtig, auf Kosten anderer privilegiert, ironischerweise besonders auf Kosten der Humanwissenschaften. So ist der Verdacht kaum zu entkräften, dass der begriffliche PR-Gag

»Lebenswissenschaften« die Funktion hat, eine Reihe ökonomischer und politischer Interessen bei der Besserstellung insbesondere der molekulargenetischen Wissenschaften ideell zu verkleistern, indem man einige Aspekte des menschlichen Lebens mit diesem selbst verwechselbar macht.

Freilich ist dies nur der bisherige Gipfel ideologischer Vereinseitigung, deren wir uns fast alle in den letzten Jahrzehnten schon bei der Nutzung des Begriffs »Biologie« schuldig gemacht haben, indem wir damit nur einige chemische und genetische Aspekte des Lebens im Allgemeinen und des Menschen im Besonderen meinten, während in Wirklichkeit »Biologie« immer nur die Einheit der körperlichen, seelischen und sozialen Perspektiven bedeuten kann, unter denen wir das Leben und den Menschen wahrnehmen. Der Neuropsychiater Gerald Ulrich hat nachgewiesen, dass auf diese Weise von interessierter Seite Nonsens-Sprachmonster wie »Biomedizin«, »Bioethik« oder auch »bio-psycho-sozial« öffentlichkeitswirksam gemacht worden sind, die zwar jedem wissenschaftlichen Denken spotten, dafür aber marktdienlich sind, weil mit ihrer Hilfe ein profitträchtiger Teilaspekt als das ehrwürdige Ganze verkauft wird.[83] Mit diesem werbetechnisch durchaus intelligenten Schmuggelweg können nämlich Wirtschaft und Staat gemeinsam die Öffentlichkeit und damit auch die Sozialgesellschaft darüber hinwegtäuschen, dass uralte kulturelle Selbstverständlichkeiten wie Geburt, Sterben und Tod, auch die Natur des Menschen, dem gentechnischen Fortschritt (also einer Wachstumsbranche) zuliebe umgedeutet, kolonisiert und in ihrer Eigenart geopfert werden.

Beispielhaft ein paar Sätze zur Fortpflanzungsmedizin. Zunächst ging es ihr um die künstliche Befruchtung (IVF), die nach dem Willen des Gesetzgebers und der Ärzte nur für wenige dringliche Fälle indiziert sein sollte. Schon bald aber war die IVF diesem Willen völlig aus dem Ruder gelaufen, hatte sich vielmehr ein eigengesetzlicher Markt entwickelt, sodass wir bis heute jährlich Zuwachsraten haben, die über das sachlich Erklärbare hinausgehen. Damit werden auch überflüssige Schädigungen in Kauf genommen.

In der Folge passierte mit der Pränataldiagnostik (PND) dasselbe. Ihre Genehmigung sollte auf wenige Fälle konkreter und hoher Wahrscheinlichkeit für Erbschäden beschränkt sein. Auch hier scherten Ärzte und Patienten sich jedes Jahr weniger um die Indikation, oder man erfand einfach neue hinzu, sodass man heute von der PND als einer flächendeckenden Behindertenfahndung sprechen kann. Obendrein lassen wir die Betroffenen mit diesen schwierigen Konfliktfragen schutzlos allein, indem wir uns kaum darum kümmern, ob auch nur die gesetzlich vorgeschriebene Beratung erfolgte oder nicht. Wir alle, insofern wir irgendwie an diesem Prozess beteiligt sind, insbesondere die Bundestagsabgeordneten, haben darin versagt, für das, was wir ermöglicht haben, hinreichend strenge Vorschriften zu entwickeln sowie langfristig Verantwortung wahrzunehmen. Wir haben die gegenseitige Eskalation von Angebot und Nachfrage in diesem hochgradig emotionsgeladenen Bereich marktkonform sich selbst überlassen und damit kulturelle Tatbestände wie die Behindertenakzeptanz gefährdet.

Zurzeit dreht sich alles um die Präimplantationsdiagnostik (PID). Wenn auch diese wieder aus demselben Mitleidsmotiv, vorgeschoben oder nicht, nur für ganz wenige leidgeprüfte Familien zugelassen werden soll, kann nun wirklich niemand mehr Glaubwürdigkeit dafür beanspruchen, plötzlich so verantwortungsstark zu sein, diese medizintechnische Neuerung in Grenzen zu halten und nicht wieder marktmäßig aus dem Ruder laufen zu lassen. Bevor wir an solche weiteren Schritte wie PID auch nur denken dürften, hätten wir erst einmal bei der IVF und insbesondere bei der PND die Nachreifung unserer Verantwortung und unsere Fähigkeit, Marktexpansion steuern zu können, nachzuweisen. Wir hätten uns vorher – fast kulturrevolutionär – für einen »Ruck durch die Gesellschaft« (Roman Herzog) stark machen sollen, indem wir die Wissenschaft nicht länger – zu unserem Schaden – der Gefräßigkeit des Marktes ausgesetzt und indem wir die »Freiheit der Wissenschaft« als deren Unverfügbarkeit wiederhergestellt hätten.

Dies muss zum Ersten bedeuten, dass eine neue, für die Gegenwart wirksame Gewaltenteilung durchgesetzt wird – jetzt zwischen Wissenschaft, Staat und Wirtschaft. Der hierfür erforderliche Druck kann analog zur praktischen Medizinversorgung nur von den Bürgern kommen, etwa in Gestalt des bürgerschaftlichen Engagements der Sozialgesellschaft, in Verbindung mit der ärztlichen Selbstverwaltung und hier insbesondere der wissenschaftlichen Fachgesellschaften, wenn sie sich diesen Namen verdienen wollen. Eine Illusion ist das nur, solange alle das für eine Illusion halten, zumal es keine Alternative dazu gibt. Außerdem gibt es bereits ermutigende Beispiele. So ist der Widerstand der Bevölkerung gegen die »grüne« Gentechnik bis zum jetzigen Zeitpunkt von anhaltender Wirksamkeit. Und als die so genannte Bioethik-Konvention des Europarats unter anderem die Forschung an nicht einwilligungsfähigen Behinderten durchsetzen wollte, war es möglich, in kurzer Zeit zwei Millionen Gegenunterschriften zu sammeln, was ebenfalls bis heute Wirkung zeigt. Auf diesem Weg kann der schwach gewordene Staat wieder den Mut finden, die ihm obliegende Aufgabe bei der Durchsetzung einer neuen Gewaltenteilung zu übernehmen.

Zum Zweiten brauchen wir für eine neue Unabhängigkeit der Forschung – auch hier wieder analog zur Aushebelung der Gesundheitsfalle in der praktischen Medizin – eine andere oder vollständigere Grundhaltung, aus der heraus Wissenschaft betrieben wird. So benötigen die objektivierenden und quantifizierenden Strategien der konventionellen Wissenschaft in der Medizin, orientiert an der Gerechtigkeitsethik, der Ergänzung oder Einbettung in eine sorgeethische Grundhaltung, weil dies der Konzeptionalisierung des leidenden, kranken Menschen in der medizinischen Forschung entspricht. Hier ist sowohl von der feministischen Moralphilosophie zu lernen als auch von der neuen Pflegewissenschaft. Einschlägig ist in diesem Zusammenhang ebenfalls der mehrfach zitierte kategorische Imperativ für den Sozialbereich, wonach auch vom wissenschaftlichen Aufwand her mit dem »jeweils Letzten« und Chancenlosesten zu beginnen ist. Das wieder eröffnet die Möglichkeit, bei der Schwerpunktsetzung der Forschungsprogramme endlich den chronisch Kranken das nötige Gewicht zu geben – und damit die Voraussetzung für die Etablierung einer Chronisch-Kranken-Medizin.

Und zum Dritten ergibt sich daraus auch methodisch ein anderer Forschungsstil, der bei allen notwendigen analytischen Schritten der theoriegeleiteten Reduktion und Abstraktion des jeweiligen Forschungsgegenstands nie den Menschen aus Fleisch und Blut in seiner Andersartigkeit, in seiner einzigartigen Situation und Lebenswelt aus den Augen verliert – sowohl bei der Themenwahl, im Forschungsprozess als auch bei der Umsetzung der Forschungsergebnisse in die lebensdienliche Praxis, insofern es hier um eine Schutzzone des Gemeinwohls geht. Methodisch sind dabei messende Verfahren ohne eine vorlaufende phänomenologische und historische Analyse des jeweiligen Problembereichs verfehlt. Und selbst die globale Perspektive der medizinischen Situation in der Dritten Welt darf heute bei der Begründung der Legitimität meines jeweiligen Forschungsansatzes nicht fehlen. Als ein Beispiel fordert der »Iserlohner Aufruf für eine zukunftsfähige Ethik der Wissenschaft«[84] die interdisziplinäre Lebensweltgebundenheit jedes medizinischen Forschungsbereichs, indem er etwa vorschlägt, dass die künstliche Befruchtung (IVF) im Horizont der heutigen Bedeutung von Familie zu diskutieren ist, die Pränataldiagnostik den kulturellen Kontext von Schwangerschaften zu berücksichtigen hat, bei der Präimplantationsdiagnostik der Anspruch auf ein gesundes Kind und die Akzeptanz von Menschen mit Behinderung reflektiert, bei der Schmerztherapie die anthropologische Bedeutung von Schmerz bedacht werden müssen; die Organtransplantation muss im Hinblick auf unseren kulturellen Umgang mit Sterben und Tod ausgelegt werden; bei der Sterbehilfe und der Patientenverfügung muss sich die Endlichkeit und Transzendenz-Bezogenheit des Menschen erschließen, und für das so genannte therapeutische Klonen sowie die Stammzelltherapie ist die menschliche Seinsweise des chronisch Krankseins ebenso wie die des Embryos zur Klärung der Legitimitätsfrage zugrunde zu legen.

Nur wenn auf diese oder eine ähnliche Weise der zu untersuchende Problembereich aus seinem gesamten Bedeutungshorizont heraus erschlossen wird, ist der Gefahr zu begegnen, dass die Faszination der neuen technischen Möglichkeiten nicht die ärztliche Aufmerksamkeit für Beziehungen und Handlungsweisen auf deren technische Endstrecke verengt. Denn damit könnte der Arzt dem betroffenen Menschen unter dem Strich mehr schaden als nutzen. Eingebettet in den jeweiligen biographischen, kulturellen und gesellschaftlichen Sinnhorizont, können hingegen dieselben diagnostischen und therapeutischen Techniken ihren menschendienlichen Segen entfalten – womit sie der Gesundheitsfalle entkommen wären. Eben dies ist in der marktdienlichen Konstruktion der so genannten Lebenswissenschaften gar nicht erst vorgesehen, ja methodisch ausgeschlossen, was umgekehrt das Verbleiben in der Gesundheitsfalle sichert.

All dies gehört zu den Voraussetzungen für die Unabhängigkeit und Freiheit der Wissenschaft. Wenn nämlich Gesundsein sich auch in den Dimensionen von Leistung und Kreativität äußert, sitzt der Forscher solange in der Gesundheitsfalle, wie er von seinem Forschungsansatz – marktgetrieben – zu schnell, zu direkt, zu absichtlich Ergebnisse und damit zu viel verlangt. Dann reicht es allenfalls zu einer reproduktiven Leistung. Das Produktive, Kreative und Innovative der Leistung hingegen entzieht sich – wie die Gesundheit – dem direkten Zugriff. Denn auch hier geht es – wen wird das jetzt noch wundern – um das »selbstvergessene Weggegebensein«, also darum, dass sich der Wissenschaftler der zu erkennenden Welt aussetzt, sich von ihrer Andersheit und Fremdheit beanspruchen lässt und im Schutz eines – ausgehaltenen – Abstands Annäherung, Nähe wagt. Daraus lässt sich nur eine, vielleicht überraschende Schlussfolgerung ziehen: Je freier die Wissenschaft ist, desto mehr profitiert davon der freie Markt. Denn je mehr die Wirtschaft sich dem Bürgerdruck auf den Staat anschließt, die auch finanzielle Unabhängigkeit der Wissenschaft zu garantieren, desto mehr verzichtet die Wirtschaft zwar auf kurzfristige Vorteile, desto produktiver werden aber langfristig die Leistungen der Wissenschaft und damit die Profite sein, wofür nicht nur die Erinnerung an die Zeit um 1900 spricht. Wir plädieren also für eine zweite Aufklärung auch für die medizinische Wissenschaft.

Ein kleiner Hoffnungsschimmer, dass die Forschung sich schon auf diesem von mir vorgeschlagenen Weg befindet: Im September 2002 fand in Köln der erste (erstaunlich genug!) »Kongress zur Versorgungsforschung« in Deutschland statt. Bei dieser Gelegenheit schlossen sich 24 medizinische Fachgesellschaften, ermutigt durch den 106. Deutschen Ärztetag, zum »Deutschen Kongress für Versorgungsforschung (DKVF)« zusammen.[85] Diese breite Willensbildung will es mithin nicht länger hinnehmen, dass die zauberhaftesten therapeutische Techniken insbesondere unter den künstlichen Laborbedingungen einer Klinik entwickelt und vermarktet werden, wobei fast immer außer Acht gelassen wird, wie diese Techniken sich unter den lebensweltlichen Alltagsbedingungen des einzelnen, auch des »letzten« Patienten auswirken. Sie will daher die Bewertung von Forschung von der Versorgung des Einzelnen abhängig machen, von der Sorge um ihn. Dies würde nicht nur die Vergabe finanzieller Mittel verändern. Vielmehr wird damit auch eine Forschung gefordert, die nicht mit der allseits beliebten Komplexitätsreduktion endet, sondern erst mit der Komplexitätsrekonstruktion ihre Bedeutung erweist. Eine Forschung, die von der ärztlichen Grundhaltung der Sorge ausgeht und daher vom Letzten her denkt und handelt; die Handeln in Beziehung gründet; die nicht so sehr in Institutionen, sondern in der Lebenswelt der Patienten stattfindet; die nicht vom abstrakten Individuum, das es gar nicht gibt, sondern von den Beziehungen des Patienten, insbesondere von den Angehörigen ausgeht; die biographisch-langfristig begleitet; die harte und weiche Daten gleichermaßen berücksicht; die quantifizierende durch phänomenologische und narrative Methoden ergänzt; und die die Betroffenen einerseits und insbesondere den Hausarzt andererseits zu unabdingbaren Mitgliedern des Forschungsteams macht.

Hier wäre dann wohl auch der logisch richtige Ort gefunden, an dem Gesundheitswissenschaften und Krankheitswissenschaften (Medizin) sich gegenseitig optimal sowohl kontrollieren als auch bereichern können.

12

Die Würde der Gesunden

Nur unser Bürger-Ärzte-Bündnis, zu Vertrauen verurteilt, heilt die Medizin – denn »Die Schwachen und Kranken zu schützen ist die Würde der Gesunden«

In meiner zweiten These klang das Wort »Bündnis« noch etwas hohl. Nachdem wir inzwischen aber den Dialog zwischen Sozialgesellschaft und Medizin durch die Untiefen der einzelnen Kapitel gesteuert und hoffentlich halbwegs tragfähig gemacht haben, kann man vielleicht auch den Begriff »Bündnis« eher riskieren. Dies nicht nur, weil Ärzte und Bürger im Kampf gegen eine Krankheit nur bei Bündelung ihrer gemeinsamen Interessen Erfolg haben können. Vielmehr auch, weil es zwischen ihnen eine gemeinsame »Würde der Gesunden« gibt. Immerhin hat sich das Bild des Arztes vom »Onkel Doktor« über den »Halbgott« und den »Wunscherfüller« heute zu so etwas wie »Beistand« (Assistent) entwickelt, auch dadurch dürfte sie bündnisfähiger geworden sein. Ähnliches hat sich im letzten Jahrhundert für die Bürger ergeben, die sich mit ihrer Fähigkeit, soziale Bewegungen und Ad-hoc-Initiativen zu gründen, neue Kompetenzen erworben haben. Zumindest aber haben sich auf beiden Seiten die Chancen für Bündnisfähigkeit verbessert.

Am schwierigsten ist das Bündnis zu beschreiben, wenn es um die Art der Beziehung geht, Ich habe dafür die Formulierung »zu Vertrauen verurteilt« gewählt. Natürlich wünschen sich alle viel Sicherheit für diese Beziehung, auch

Rechtssicherheit. Aber die intensiven Bemühungen der letzten Jahrzehnte, möglichst viele Aspekte zu verrechtlichen und ihnen einen Vertragscharakter zu geben, haben die Tragfähigkeit der Beziehungen eher ausgehöhlt, haben eher zur Krankheit der Medizin beigetragen. Da man im Umgang mit Krankheit, noch mehr mit chronischer Krankheit, Unsicherheiten, Risiken, auch Fehler und Schuld einzugestehen und auszuhalten hat, gerade wenn man erfolgreich sein will, scheint mir die Umschreibung »zu Vertrauen verurteilt« passend zu sein. Das Medizin- und Sozialsystem ist umso wirksamer und gesundheitsdienlicher, je mehr die gleichwohl notwendigen rechtlichen Regelungen in möglichst breites Vertrauen eingebettet sind, insbesondere in Grenzsituationen und Ausnahmezuständen. Daher gilt: So viel Vertrauen wie möglich, so viel Vertrag wie nötig. Mangelndes Vertrauen kann beispielsweise den Prozess der Krebsdiagnostik verzögern und gefährlich beeinträchtigen.

Nun ist Vertrauen – ähnlich wie Gesundheit – ein ebenso kostbarer wie empfindlicher Stoff. Vertrauen entzieht sich, wenn ich es fordere. Ich kann es nicht beanspruchen, schon gar nicht zielgerichtet herstellen wollen. Vertrauen muss sich vielmehr ergeben, kann nur wie ein Geschenk oder wie eine Gabe empfangen werden. Dagegen kann ich auf indirekte Weise an Bedingungen arbeiten, die das Entstehen von Vertrauen begünstigen. Damit freilich Vertrauen entsteht, kann ich in der Beziehung zwischen mir und dem Anderen nie von diesem den ersten Schritt erwarten; den muss ich schon selber tun. Da Vertrauen von einem Vorschuss, von einem Überschuss lebt, muss ich damit anfangen, es zu geben, und damit auch die Unsicherheit des Gelingens und das Risiko der Enttäuschung auf mich nehmen, wenn mir daran liegt. Also sollte ich gar kein Misstrauen haben? Doch, durchaus! Denn weil nur freie Menschen sich freiwillig Vertrauen schenken können, die Freiheit eines Menschen jedoch bedeutet, dass jeder Mensch jederzeit zu allem fähig ist, ist es ebenso erlaubt wie notwendig, mit dem Scheitern meines Vorschusses ständig zu rechnen und ein leises Misstrauen permanent mitschwingen zu lassen, ohne dass dies den Vertrauensprozess stören muss.

Wer dennoch solche Vertrauensbündnisse zwischen Ärzten und Bürgern für weltfremd und idealistisch hält, der sei – über meine früheren Belege hinaus – noch exemplarisch an die Art und Weise erinnert, wie wir alle gemeinsam in den letzten 20 Jahren die 1980 als Katastrophe drohende Aids-Epidemie ziemlich gut, weil erstaunlich vertrauensvoll in den Griff gekriegt haben.[86] Während in der allgemeinen und massiven Anfangsangst dieses Ausnahmezustands nach altbewährtem Konzept die Forderungen nach radikaler Ausgrenzung der Betroffenen und des Problems überwogen, bildete sich bald eine engagierte soziale Bewegung aus Betroffenen, Angehörigen und anderen solidarisch weggegebenen Bürgern, die für ein Klima des Nachdenkens und Umsteuerns entscheidend war. Diese Bürgerbewegung fand bei den Ärzten (und anderen Berufsangehörigen) sowohl des öffentlichen Gesundheitsdienstes als auch der Kliniken und der Ambulanz so viel Unterstützung und Korrekturbereitschaft, wie man es gerade von dieser Seite kaum erwartet hatte.

So entstand ein bürgerrechtliches Bündnis für diesen Ausnahmezustand, dessen Überzeugungskraft sich letztlich auch der Staat anzuschließen wagte. Es kam zu einer in nicht geringem Umfang selbst verwalteten Kultur der Sorge-Orientierung mit den Grundsätzen »ambulant vor stationär«, »community care« sowie der Inklusion und der Partizipation, also der Einbeziehung der Betroffenen in Planung, Durchführung und Auswertung der verschiedenen

Maßnahmen. Dies zahlte sich sowohl bei der Behandlung als auch bei der Prävention aus, obwohl hier eine der tiefgreifendsten Verhaltensbeeinflussungen der Allgemeinbevölkerung in der Geschichte von Public Health anstand. Und obwohl der Kostensenkungszwang bereits wirksam war. All dies war getragen von einem lange nicht gekannten Vertrauen zwischen den Akteuren der Koalition, daher auch mit einem Minimum an Verrechtlichung verknüpft. Letzteres ging so weit, dass während der Zeit der hektischen Bemühungen der Forschung um die Entwicklung wirksamer Medikamente immer wieder Betroffene darauf drängten, sich auch dann als Versuchspersonen auszusetzen, wenn sie um das lebensbedrohliche Risiko wussten; das Patientenrecht der Information und Aufklärung war damals für sie belanglos.[87]

Zwar ist einschränkend zu sagen, dass diese außerordentliche »Solidarität unter Fremden« an der Grenze zur Dritten Welt endete, diese mit ihrem viel größeren Aids-Problem eher allein gelassen wurde, zum Teil dem nun auch hier erstarkten Eigeninteresse der Pharmaindustrie ausgeliefert. Aber innerhalb der Landesgrenzen Europas kann man durchaus von einem ermutigenden Beispiel für die Wahrheit des Satzes sprechen, dass der Schutz der Schwachen und Kranken die Würde der Gesunden ist. Von daher die Hoffnung, dass sich die Aids-Erfahrungen auch auf andere Medizinfelder übertragen lassen. Insofern dieses Aids-Bündnis pflegerisch wie ärztlich stark von der Grundhaltung der Sorge inspiriert ist, gilt dies auch für die Orientierung »vom Letzten« her: So entwickelte sich in wenigen Jahren um die letzte Lebensphase der Aids-Kranken herum eine nicht für möglich gehaltene Sterbebegleitungskultur. Nicht immer, aber doch erstaunlich oft entstand um den Einzelnen herum ein tragfähiges Netz, ein »Sorge-Mix« aus Angehörigen, Verwandten, Freunden,

Nachbarn, ambulanten Pflegediensten und Hausärzten. Wobei die in unserer »postsäkularen« Zeit zunehmende Bedeutung der Freunde, als der »Wahlverwandten«, vielleicht für mögliche Formen von Nachbarschaft paradigmatisch sein könnte. Daher gab und gibt es bei Aids-Kranken eine eher geringe Zahl von Heimeinweisungen. Das Sterben in den eigenen vier Wänden wurde eher selbstverständlich, ebenso die Berücksichtigung der eigenen Entscheidung des Kranken oder die ersatzweise Einigung unter den Beteiligten, was die Beendigung therapeutischer Bemühungen angeht. Ebenfalls vertrauensbedingt spielten Patientenverfügungen und Wünsche nach aktiver Sterbehilfe kaum eine Rolle.

Ist wenigstens etwas von dieser Aids-Bündnis-Sterbekultur für die Situation Sterbender in unserer Gesellschaft zu verallgemeinern? Diese Frage ist von umso größerer Bedeutung, als wir ja gesehen haben, dass wir uns mit dem Modernisierungsprozess seit dem 19. Jahrhundert nicht nur von Behinderten, Pflegebedürftigen und chronisch Kranken entlastet haben, sondern auch von Sterben und Tod, indem wir diese existenziellste Situation von uns allen immer systematischer in Institutionen ausgegrenzt, unerfahrbar, unbekannt und damit unheimlich gemacht und somit entwertet haben. Hundert Jahre lang hielten wir diese Entlastungen oder Entsorgungen für einen Fortschritt und beschwichtigten damit unser an sich schlecht gebliebenes Gewissen.

Inzwischen mehren sich die Zeichen, dass uns das nicht mehr so gut gelingt, dass auch wir diesbezüglich an unsere Begeisterungshalbwertzeit gekommen sind und uns fragen, wie wir uns gesund weggeben können, die Angehörigen an den Sterbenden und der Sterbende an den Tod, an das ganz unbekannte Andere. Der Philosoph Bernhard Waldenfels meint daher zu Geburt und Tod als den beiden einschneidendsten Widerfahrnissen unseres Lebens hinsichtlich Verletzlichkeit, Sorge- und Gemeinschaftsbedürftigkeit: »Hinzu kommt, dass Geburt und Tod sich nicht nur in einer Mitwelt abspielen, sondern dass das, was dem Einzelnen in Geburt und Tod zustößt, jeweils Anderen mitwiderfährt, noch bevor bestimmte Aktionen einsetzen. Das pränatale Leben entfaltet sich in einem Raum gleichzeitiger Erwartung, das postmortale Leben dauert fort in einem Raum von Abschied und Erinnerung. Dies sind keine Zusatzerfahrungen; Erwartung und Erinnerung sind vielmehr konstitutiv dafür, dass die Geburt als Geburt und der Tod als Tod erfasst wird. Die innere Zeitverschiebung, die alle Erfahrung auszeichnet, dringt auf diese Weise über die Ränder des Lebens hinaus im Sinne eines ausdrücklichen Vorlebens und Nachlebens. ... Die Einbettung von Geburt und Tod in Erwartungs- und Erinnerungshorizonte findet allerdings ihre Grenze in der Singularität des anderen. ... Die Singularität taucht auf andere Weise auf im Abschied vom Sterbenden, in der Trauer um Verstorbene und in der Erinnerung an sie. Die Nachgeschichte hat eine Bestimmtheit, die der Vorgeschichte abgeht; das gilt selbst noch für den Leichnam. Dennoch gibt es auch hier ein Unerinnerbares in der Erinnerung, nämlich die Abwesenheit, die sich nicht darauf reduziert, dass jemand oder etwas nicht mehr in der Welt existiert. Wer seine eigenen Eltern, sein eigenes Kind oder seinen eigenen Freund verloren hat, hat ein Stück von sich selbst verloren.«[88]

Dieser Horizont des Sterbens hat zwischen den beiden vitalen Grundbedürfnissen des Menschen nach Selbstbestimmung und nach Bedeutung für Andere eine eigenartige Gewichtsverschiebung zugunsten des Letzteren zur Folge. Denn nur wenn ich auch fürs Sterben die Bedeutung der Anderen ignoriere, kann ich in der überholten und nicht mehr haltbaren Pose des Modernisierungsfortschritts verharren und auch als Sterbender so tun, als ob nur die Selbstbestimmung mein oberstes Grundbedürfnis sei; denn dann will ich Herr nicht nur über mein Leben, sondern auch über meinen Tod sein. Und dann leuchtet mir auch das Angebot einer Patientenverfügung ein. Denn dann ignoriere ich den Arzt oder die Krankenschwester als Andere, ignoriere mein Sterben als zwischenmenschliches Geschehen. Und dann brauche ich keinen Vertrauensvorschuss zum Arzt als meinem Beistand im Sterben zu riskieren, sondern kann vom Misstrauen ausgehen, zumal in den öffentlichen Medien der Arzt überwiegend nur als jemand dargestellt wird, der Sterbende mit sinnlosen Therapieversuchen quält und ihnen erforderliche Schmerzmittel verweigert. Mag dieses Arztbild auch historisch berechtigt sein, es hat sich doch heute geändert, auch wenn Vertrauen enttäuschungsanfällig bleibt. Mein Arzt aus Fleisch und Blut ist nun nach der Lektüre meiner Patientenverfügung zwar von der Last seiner Verantwortung entlastet, kann sich vielleicht noch für die Selbstherrlichkeit seiner Vorgänger schämen, ist aber mit der abgelegten Verantwortung des Kerns seines Arztseins von mir beraubt worden. Indem er ausführt, was ich ihm vorschreibe, ist er nicht mehr ein eigenständiges Gegenüber in der zwischenmenschlichen Beziehung meines Sterbens.

Wenn ich im Denkhorizont von Waldenfels bleibe, dann widerfährt mir in der Tat zwischen meinen zwei Grundbedürfnissen eine Gewichtsverschiebung: Je mehr mir als einem Sterbenden Selbstbestimmung und Verfügung über mein Leben zwischen den Fingern zerrinnen, je mehr ich mich von meiner Verfügungsfähigkeit verabschiede, desto entscheidender wird das andere Bedürfnis nach Bedeutung für Andere – bis dahin, dass mein Sterben und noch mehr mein Tod zum Schluss mehr Bedeutung für Andere als für mich haben werden. Im selben Maße wird meine Patientenverfügung, die ich früher mal verfasst habe und in der mir natürlich Schmerzfreiheit und ein möglichst schneller Tod am wichtigsten waren, jetzt im Prozess des Sterbens eine andere Bedeutung bekommen. Ich werde sie jetzt eher lächerlich finden, weil mir Anderes und die Anderen wichtiger geworden sind. Was soll mir eine Verfügung, wenn es mit meiner Verfügung über mich selbst zu Ende geht? So werde ich mir jetzt vielleicht nicht mehr so sehr den schnellen Tod wünschen, sondern eine hinreichende Zeit des Verabschiedens; und anstelle möglichst vollständiger Schmerzfreiheit wird mir die Beziehungsfähigkeit des Abschiednehmens wichtiger werden, selbst um den Preis eines gewissen Grades an Schmerzempfindung. Denn noch während des Verabschiedens, also noch vor meinem Tod, setzt der Neubeginn ein, mit dem meine Bedeutung für Andere zu meiner bleibenden Spur in der Welt und für die Welt wird, was sich mit Worten und ohne Worte ausdrückt. Als mein letztes Geschenk will ich mich an die Welt, an die Angehörigen und ihre Erinnerung weggeben und in Frieden das Weite suchen – das ist gesundes Sterben, Sterben jenseits der Gesundheitsfalle, die mir sonst auch noch die Erfahrung des Todes nehmen würde.

Als Arzt, wenn ich denn wirklich Arzt bleiben will, hätte ich mich aber genau in diesen letzten und vielleicht neuen Dienst des Sterbenden zu stellen und auch hier seine Schriftsprache und seine Leibsprache zu unterscheiden. In diesem Dilemma bin ich dem Juristen Jochen Taupitz dankbar für seine Formulierung auf dem Leipziger Juristentag 2001, wo er zwar mit Recht die weitgehende Bindung des Arztes an die Patientenverfügung begründet, dem Arzt jedoch die Möglichkeit der Abweichung davon einräumt, ihn dafür aber begründungspflichtig macht. Genau diese Begründungspflichtigkeit und damit auch diese öffentliche

Belangbarkeit will ich als Arzt auch haben, da sie den Kern meiner Verantwortung ausmacht, in die mich der Andere eingesetzt hat, insbesondere für den gerade beschriebenen Fall, der nicht eintreten muss, aber kann, dass die Bedeutung für Andere im Abschiednehmen des Sterbeprozesses zum Neubeginn in der Grenzsituation zum ganz Anderen hin wird. Denn dies ist eine Wendung der Dinge, mit der kaum ein Mensch rechnet, wenn er lange zuvor eine an Selbstbestimmung orientierte Patientenverfügung verfasst.

Freilich sollte der Arzt schon bei der Beratung, bevor es zu der Formulierung der Patientenverfügung kommt, den Patienten auch auf diese Möglichkeit hinweisen. Und noch ein anderer Verweis gehört dazu: Im Sinne der Erfahrungen, die mit der neuen, vertrauensbasierten Aids-Sterbebegleitungskultur gemacht wurden, sollte ich mich als Bürger prüfen, ob ich nicht einen Schritt in diese Richtung wagen könnte, um zu dieser Kultur etwas beizutragen. Denn weil mein Tun als Bürger verallgemeinerungsfähig zu sein hat, gilt es zu bedenken: Wenn ich will, dass vielleicht berechtigtes Misstrauen sich in mehr Vertrauen verwandelt, müsste ich den ersten Vorschussschritt tun, müsste ich mich mit einem vielleicht scheiternden Wagnis belasten, müsste auf ein Stück Entlastung durch (ohnehin fragwürdige oder unmögliche) Sicherheit, auf ein Stück Verrechtlichung, auf meine Patientenverfügung verzichten. Auch damit verschaffe ich der Würde der Gesunden, die Schwachen und Kranken zu schützen, Geltung.

Noch wichtiger ist freilich die Verallgemeinerung einer anderen Erfahrung, die in der der Aids-Sterbekultur gemacht wurde. Damit ich mich als Sterbender auf die beschriebene Weise möglichst restlos und endgültig verausgaben und weggeben kann, muss es mein letzter Wunsch sein, dass für diesen transzendierenden Vorgang, durch den ich mein Leben in die Hände eines unbekannten Anderen lege, die örtlichen Verhältnisse eine ungeteilte Aufmerksamkeit aller Beteiligten garantieren. Es sollen also nicht gleichzeitig mit mir noch etwa zwei andere Menschen im Sterben liegen. Damit ist aber weder auf der Intensivstation noch im Krankenhaus und schon gar nicht im Pflegeheim – unter der Bedingung vieler konkurrierender »Letzter« – zu rechnen. Dies dürfte der tiefste Grund für meinen letzten und vornehmsten Wunsch sein, in den eigenen vier Wänden sterben zu dürfen, zumindest unter der Voraussetzung, dass die mit meiner Bedeutung zusammenhängende Last für Andere nicht allein bei meiner Frau, meiner Tochter oder meiner Schwiegertochter liegt.

Diesen letzten und vornehmsten Wunsch von uns allen haben wir uns das gesamte 20. Jahrhundert über mit der geballten Kraft unserer Modernisierungswut durch die möglichst vollständige Institutionalisierung von Sterben und Tod – erfolglos – auszutreiben versucht. Gerade dieses Unerfahrbarmachen des Sterbens hat die Angst davor irrational übertrieben, oft gar panisch werden lassen, weit über die rationale und berechtigte Aversion gegenüber dem Sterben an den Schläuchen der Intensivstation hinaus. Daher gibt es keine Alternative: Wenn wir für uns selbst und Andere gesundes Sterben, einen gesunden Umgang mit Sterben haben wollen, dann hat es wieder in der jeweiligen Lebenswelt stattzufinden, dann haben wir uns mit seiner Last wieder mehr zu belasten, dann bedarf es auch der Deinstitutionalisierung des Sterbens, wie wir sie mit den chronisch kranken und behinderten Bürgern bereits begonnen haben. Auch wenn heute niemand so recht wissen kann, wie das geht,[89] scheint dies doch eine Kernaufgabe für das 21. Jahrhundert zu sein, zumal einiges dafür spricht, dass wir uns auf diesem Weg schon befinden:

Einmal ist allmählich anerkannt, dass die notwendigerweise immer technischer werdenden Krankenhäuser – von akutmedizinischen Sterbefällen abgesehen – aus ebendiesem Grund als Ort zum Sterben immer ungeeigneter werden, ohne dass man dies noch ändern könnte. Das kann insbesondere die Pflegenden in den Krankenhäusern von dem ungerechten Vorwurf entlasten, sie schöben die Sterbenden aus Nichtachtung in die Besenkammern ab. Man kann nicht von den Pflegenden verlangen, ihr Tempo zwecks Effizienz der technischen Abläufe immer mehr zu beschleunigen und gleichzeitig ihr Tempo zum angemessenen Begleiten von Sterbenden zu verlangsamen. Aber auch historisch gesehen ist das Krankenhaus noch nie ein guter Ort zum Sterben gewesen.

Zum anderen kann das Altenpflegeheim seine frühere »gesunde Mischung« aus fitten und pflegebedürftigen Alten nicht wiederherstellen, da die Bürger längst mit den Füßen abgestimmt haben, weshalb auch diese Institution dabei ist, sich selbst zum Auslaufmodell zu machen. Denn es wird dadurch zu einer immer unerträglicheren Konzentration von nur noch Sterbenden, dass nicht mal die Zeit für die Herstellung einer tragfähigen Beziehung zwischen einem Bewohner und seiner Bezugspflegekraft bleibt. Das ist für alle Beteiligten immer weniger mit Würde zu vereinbaren, ein Prozess, der ebenfalls nicht mehr umkehrbar ist.

Das stationäre Hospiz oder die palliative Krankenhausstation sind sicher Schritte in die richtige Richtung, freilich nur Zwischenschritte, da die Einzigartigkeit der Sterbesituation die ungeteilte Aufmerksamkeit aller Beteiligten für einen Menschen an einem Ort zu einer Zeit verlangt.

Die Hausgemeinschaft und die ambulante Wohnpflegegruppe werden sich schon dauerhafter durchsetzen, weil sie nicht nur die Bedeutung für Andere im Tätigsein bis zum gesunden Sterben wiederbelebt, sondern auch das Sterben wieder kommunalisiert und häuslich gemacht haben.

Das ambulante Hospiz schließlich kommt dem angestrebten Zustand, von dem wir alle intuitiv wissen, wie er auszusehen hat, zumal uns die Aids-Sterbebündnisse dies vorgemacht haben, gegenwärtig vermutlich am nächsten, weil es – im Verein mit Hausärzten und ambulanter Pflege – das Sterben in den eigenen vier Wänden wieder ermöglicht. Dafür spricht auch, dass in der Hospizbewegung so viele Bürger bereit sind, sich freiwillig und gerade auch langfristig zu engagieren, wie für keine andere sozialgesellschaftliche Aufgabe. Nicht selten besteht die größte Schwierigkeit für die Hospizler darin, die nach außen abgeschlossenen Familien zu bewegen, sich ihnen als Fremden wieder zu öffnen, Vertrauensvorschuss zu riskieren. So wird in der Tat Nachbarschaftsmentalität unter heutigen Bedingungen wiederbelebt und damit die Möglichkeit eröffnet, das Sterben als vielleicht dichteste Zeit des Lebens immer häufiger aus der Fortschritts- und Gesundheitsfalle zu befreien.

Freilich sind wir erst am Anfang einer solchen Entwicklung und tun gut daran, möglichst viele unterschiedliche Wege auszuprobieren, damit wir irgendwann die besten kennen können. So kommt ein ganz anderes Signal aus Japan: Wenn dort jemand in Nagasaki lebt und von der Pflegebedürftigkeit der eigenen Mutter in Tokio erfährt, dann leistet er so viele Stunden Pflege für einen Sorgebedürftigen an seinem Wohnort, wie seine Mutter von ihm benötigt, was aber in Tokio jemand anderes für diesen Sohn stellvertretend übernommen hat – vermittelt über eine Agentur. Und ein für mich besonders kostbares Signal stammt aus Dänemark, wo man gesetzlich verankert hat, dass in einer Familie, in der jemand sterbenskrank und pflegebedürftig ist, der jeweilige Hauptverdiener von der Arbeit freigestellt wird und für diese Zeit zwei Drittel seines Gehalts von der Kommune bekommt, weil die dänische Sozialgesellschaft es nicht mehr einsehen will, dass jemand nur wegen seiner beruflichen Außerhäusigkeit von der Last ebenso wie von der Chance der Begleitung eines sterbenden Familienmitglieds ausgeschlossen wird. Auch Österreich und Frankreich haben unlängst Schritte in diese Richtung unternommen.

In diesem Kapitel, in dem es noch einmal um Belege für die These geht, dass Ärzte und Bürger, Medizin und Sozialgesellschaft, nur in einem Bündnis das individuelle wie allgemeine Gesundsein aus der Gesundheitsfalle befreien können, war schon mehrfach von Würde die Rede. Dazu will ich jetzt abschließend noch ein paar Gedanken zur Diskussion stellen, womit das Thema dieses Buches auch bürger- und menschenrechtlich umrahmt wird. Es genügt eine Interpretation des Artikels 1 des Grundgesetzes, der so gut formuliert ist, dass man aus ihm fast alles erfährt, was man wie zu tun hat (»Die Würde des Menschen ist unantastbar. Sie zu achten und zu schützen ist Verpflichtung aller staatlichen Gewalt.«) Als Erstes verrät der Text, dass ich »Würde« nicht zuerst bei mir, sondern zunächst beim Anderen zu achten habe. Die Würde ist also immer zuerst die Würde des Anderen, wie auch die Freiheit des Anderen nie in der meinen ihren Anfang haben kann. Mit »Mensch« ist zugleich der Erstbeste als der Nächste, aber auch die Gesamtheit der Menschen gemeint, die Menschheitsgattung. In diesem Artikel kommen auch Sorge und Gerechtigkeit zur Deckung. Insofern könnte man im Text den »Menschen« auch durch den »anderen« ersetzen.

Sachen haben einen Wert, Menschen dagegen haben keinen Wert, dafür haben sie Würde. Denn der Begriff »Wert« hängt sprachgeschichtlich mit Wirtschaft und Preis zusammen, ist also etwas, das ich mir aneignen oder kaufen, das daher auch positiv oder negativ sein kann. Würde dagegen hat der Mensch, hat der Andere, in sich selbst, ob er will oder nicht. Sie lässt sich nicht gewinnen oder verlieren, schon gar nicht aneignen oder kaufen. Versuche ich dennoch, mir Würde anzueignen, entzieht sie sich. Wer Menschen einen Wert zumisst, ist also in Gefahr, sie als Sachen oder Waren zu behandeln.

Daher ist auch die Beziehung zwischen mir und dem Anderen, dessen Würde zu achten mir das Grundgesetz befiehlt, asymmetrisch, also eine höchst einseitige Angelegenheit: Während keiner danach fragt, wie es mir geht und ob ich Würde hätte, befiehlt der Andere mir, dass er mich angeht, mich berührt, dass ich an ihm leide, dass ich mich ihm aussetze. Und das hat immerhin das ganze deutsche Volk mit diesem Artikel 1 über mich beschlossen. Mein Protest – »Und wo bleibe ich? Können die anderen Menschen nicht für mich eintreten?« – zählt nicht. Ich bin als einziger Verantwortlicher gemeint, daher auch unersetzbar. Wenn Würde überhaupt sein soll, muss ich mit ihrer Achtung anfangen – und zwar beim Anderen, ohne auch nur danach zu fragen, wie es der Andere mit mir hält; denn das ist seine Sache, die mich nichts angehen darf. Wenn er mich seines Anspruchs, seiner Beanspruchung, Belastung würdigt, mir damit Würde schenkt, dann wäre das sein Geschenk, seine freie, nicht durch ein Verdienst von mir zu bewirkende Gabe.

Aber wie soll ich das nun alles in meinem praktischen Alltagshandeln realisieren? Auch darüber gibt der Artikel 1 Auskunft, denn es gibt nur zwei Tätigkeiten, was ich mit Würde »tun« kann: Erstens kann ich die Würde des Anderen achten, was in meinem Respekt vor dem unüberbrückbaren, unendlichen Abstand zwischen ihm und mir zum Ausdruck kommt. Und zweitens kann ich sie schützen, was den Raum für Nähe in dienender Sorge und Liebe eröffnet. Dabei habe ich die grundgesetzliche Reihenfolge unbedingt zu beachten und mit dem Achten zu beginnen. Nur im Schutz des Abstands kann Nähe gewagt werden; fange ich umgekehrt mit dem Schützen an, wird unweigerlich die Aneignung des Anderen daraus.

Was aber ist nun Würde? Abgesehen davon, dass sie sich, ähnlich der Gesundheit, der Definierbarkeit entzieht, verweist sie »auf einen Höhergestellten – der würdevoll auftritt, eine Würde trägt etc.; ja der Ausdruck beschwört geradezu etwas Numinoses, etwas Heiliges herauf, das den Träger der Würde umschwebt«.[90] Das empfindet man unwillkürlich als Übertreibung – ist es aber nicht, denn der Artikel 1 nennt die Würde schlicht: »unantastbar«. So rückt sie in die Nähe eines Tabus und der durch sie geheiligte und erhöhte Andere »in den Rang des Unberührbaren«. Mittels dieses Sprachbilds der »tastenden« Berührung besitzt sie eine unmittelbar sinnlich-leibliche Qualität, denn als unberührbar erweist sie sich gerade im Berühren. Dadurch fordert dieser Artikel 1 des Grundgesetzes die Bürger zur »handfesten« Zivilcourage, also zum Herzensmut auf. Meine Bedeutung für Andere, etwa als alter und bald sterbender Mensch, kann sich also nicht nur in meinem Tätigsein und in meiner Erinnerungsspur für Andere ausdrücken, sondern auch im beanspruchenden Annehmen meiner Abhängigkeit von Anderen, meiner Last für Andere als Gelegenheit für deren sorgendes Weggegebensein. Schließlich aber auch darin, dass mein Leben nicht nur Nehmen, sondern auch Geben ist, ich nicht nur an ihm hängen, sondern es auch loslassen kann, da es ebenso wenig wie die Gesundheit »der Güter höchstes« ist. Konkret heißt das: Ich kann etwa auf die eine oder andere an sich indizierte lebensverlängernde medizinische Maßnahme (z. B. Organtransplantation) verzichten, was auch eine Spielart meiner Befreiung aus der Gesundheitsfalle ist. Oder salopp ausgedrückt: »Man muss dem Leben auch eine Chance geben, mich umzubringen – und dafür ist es ganz gut, wenn mein Arzt nicht auf jeden Scheiß von mir eingeht.«

Die Würde selbst – schon weil undefinierbar – ist im Übrigen rechtlich belanglos. Ich kann nicht wegen eines Verstoßes gegen die Würde angeklagt oder verurteilt werden. Und das ist auch gut so. Denn nur so kann die grundgesetzliche Würde, das ganze Gewicht ihrer Unbedingtheit, ihrer Absolutheit an alle nachfolgenden Grundrechte des Grundgesetzes weitergeben und sie dadurch stark machen.

Jeder Mensch ist als Träger der ihm eigenen, unverlierbaren Würde beauftragt, ein solcher Starkmacher zu sein, so fragmentarisch wie er in seinem Sosein gerade mal ist, ohne die Qualifikation irgendwelcher Eigenschaften oder Fähigkeiten, auch unabhängig davon, ob er über ein Bewusstsein oder seine Selbstbestimmung verfügt, wie heutige Bioethiker – grundgesetzwidrig – bezweifeln. Gerade angesichts einer zunehmenden Verfügbarmachung des Körpers durch den Fortschritt der Medizin und der Verrechtlichung dieses Prozesses gilt es künftig, die Würde nicht etwa esoterisch zu vergeistigen, um damit den Körper umso leichter zu einer auch ökonomisch verwertbaren, vielleicht gar sozialpflichtigen Sache zu machen, sondern gerade umgekehrt die Würde des Menschen als die Unantastbarkeit der Würde des menschlichen Leibes (als biologisch-biographische Einheit) zu achten und zu schützen.

Und nach diesem langen Vorlauf kann ich Ihnen jetzt abschließend verraten, woher das Zitat in der These dieses Kapitels, »Die Schwachen und Kranken zu schützen, ist die Würde der Gesunden«, stammt: Für die Opfer der Verfolgung und Ermordung der chronisch psychisch Kranken und geistig oder sonstwie Behinderten durch die Nazis gibt es in Deutschland keine zentrale Gedenkstätte. Es gibt auch kaum jemanden, der dafür einen Grund sieht. Die

Leser dieses Buches wissen, warum das so ist. Es gibt inzwischen in fast allen Anstalten und Landeskrankenhäusern Gedenkorte oder Inschriften. Für diese haben seit Anfang der achtziger Jahre vor allem engagierte Mitarbeiter gesorgt, bevor später die Träger der Einrichtungen derartiges angeordnet haben. Aber nur an einem einzigen Ort, am Landeskrankenhaus Wehnen bei Oldenburg, haben sich weder die Profis noch die staatlich Verantwortlichen, sondern Bürger der Region und insbesondere die Angehörigen und Hinterbliebenen der dortigen NS-Opfer zusammengetan und nach langjährigen Kämpfen am 1. September 2001 ein Mahnmal für diese auf dem Anstaltsgelände eingeweiht. Für die Inschrift erfanden und wählten sie den von mir zitierten Appell, mit dem sie den Toten zum Überleben verholfen haben, nicht nur in der Erinnerung, sondern auch als Mahnung und als Wegweiser für die Gesunden. So hat diese Bürgerinitiative das, was ich in diesem Buch mitteilen wollte, in einem Satz zusammengefasst. Denn damit ist dem Bündnis der Gesunden, dem Bündnis zwischen Bürgern und Ärzten (und anderen Sozialprofis), zwischen Sozialgesellschaft und Medizinsystem, wenn sie denn zu einem solchen Bündnis zusammenfinden, der Weg aus der Gesundheitsfalle und damit der Weg zum Gesundsein als »selbstvergessenem Weggegebensein« gewiesen.

ANMERKUNGEN

1

1. Hans-Georg Gadamer: *Über die Verborgenheit der Gesundheit*, Frankfurt am Main 1996, S. 98 ff., 120 f.
2. Pascal Bruckner: *Ich leide, also bin ich – Die Krankheit der Moderne*, Berlin 1967, S. 162–165
3. Das Vortragsmanuskript ist über den Verfasser zu erhalten: Prof. Dr. Warren T. Reich, Center of Clinical Bioethics, Georgetown University Medical Center, R. 234 Building D, 4000 Reserves Road, NA Washington DC 20007, USA.
4. Aron Antonovsky: *Salutogenese*, Tübingen 1997
5. Nach Wolfgang Klitzsch: »Reform des Gesundheitswesens. Was uns die Debatte um die Expertokratie lehrt«, in: *Deutsches Ärzteblatt*, 99: 1963–4, 2002
6. Amartya Sen, »Health in developement«, in: *British Medical Journal*, 4, 2002. Das gesamte April-Heft ist der Gefahr der zunehmenden Medikalisierung gewidmet.
7. Ivan Illich: *Die Nemesis der Medizin. Von den Grenzen des Gesundheitswesens*, Reinbek 1975, und: *Selbstbegrenzung. Eine politische Kritik der Technik*, München 1998
8. Manfred Lütz: *LebensLust*, München 2002
9. Walter Krämer: »Die Fortschrittsfalle in der modernen Medizin«, in: Johannes Köbberling (Hg.): *Die Wissenschaft in der Medizin*, Stuttgart 1992, S. 115–126
10. Klaus Dietrich Bock: »Salutogenese und Pathogenese«, in: Volker Becker u. a. (Hg.): *Medizin im Wandel*, Berlin 1997, S. 88. Dies gilt freilich nicht für chronisch Kranke (vgl. Kapitel 6).
11. Hans-Georg Gadamer, a.a.O.

12. Wilfried Deiß: »Krankes Gesundheitswesen«. In diesem unveröffentlichten Text hat Deiß auch einen faszinierenden Vorschlag für eine Arzthonorierung entwickelt, bestehend aus einer Quartals-, einer Zeit- und einer Stammpatienten-Kopfpauschale, wonach er auch für seine Fähigkeit bezahlt wird, möglichst häufig *nicht* gebraucht zu werden. Zu beziehen über: Wilfried Deiß, Löhrtor 5, 57072 Siegen.
13. Zu den Essstörungen ein sicher zu einfaches, aber vermutlich doch nicht ganz falsches Gedankenspiel: Man stelle sich vor, die bei uns künstlich verbilligten Nahrungsmittel würden durch Subventionsabbau und Öffnung für die Märkte der Dritten Welt wieder so verteuert, wie dies menschheitsgeschichtlich üblich war. Im selben Maße würden sie damit auch kostbarer. Folgen: In der Dritten Welt würden weniger Menschen täglich an Hunger sterben, es gäbe weniger Verzweiflungs- und Demütigungsterrorismus, und unsere Mager- und Fettsüchtigen würden zwar nicht verschwinden – denn im Einzelfall gab es sie immer –, aber ihre Zahl würde sich erheblich reduzieren.
14. Frank P. Meyer: *Arzneimittel – Hände der Götter? Ethik der Verordnung und Anwendung von Arzneimitteln*, Oschersleben 2000
15. In: *Frankfurter Rundschau*, 21.10.2002
16. *Deutsches Ärzteblatt* 100: 973–4, 2003
17. Louis Evely: *Leben, Tod, Auferstehung*, Graz 1978, S. 86
18. *Journal American Medical Association* 1/2002
19. Jan Philipp Reemtsma: »›Trauma‹ – Aspekte der ambivalenten Karriere eines Konzepts«, in: *Sozialpsychiatrische Informationen*, 33. Jg., Heft 2, 2003, S. 37-43
20. Ray Moynihan: »The making of a disease: Female sexual dysfunction«, in: *British Medical Journal*, Bd. 326, 2003, S. 45–47. Der kanadische Internist und Psychiater Andrew Malleson hat in *Whiplash and Other Useful Illnesses* beschrieben, mit wie viel Profit für Hilfeanbieter aller Art beispielsweise aus dem meist kurzlebigen »Schleudertrauma« eine »weltweite chronische Epidemie mit vielen Millionen dauerhaft Behinderten« gemacht werden kann (in den USA entstehen dadurch Kosten von jährlich 15 Millarden Dollar). Das ist nur möglich, wenn diejenigen die Macht haben, die an diesem Ergebnis interessiert sind, und die denkbaren Gegner ohnmächtig sind.

3

21. Alfons Labisch: *Homo Hygienicus*, Frankfurt am Main 1992
22. Joachim Radkau: *Das Zeitalter der Nervosität*, München 1998
23. Warren T. Reich, a.a.O., S. 7
24. Ulrich Eibach: »Medizintechnik und Leidbewältigung. Dargestellt am Beispiel der vorgeburtlichen Diagnostik«, in: *Evangelische Kommentare* 30, 1997, S. 342–344
25. Peter Fuchs: »Kinder der Zukunft«, in: *Frankfurter Rundschau*, 3.3.2003
26. Pascal Bruckner: *Verdammt zum Glück. Der Fluch der Moderne*, Berlin 2003
27. Zygmunt Bauman: *Moderne und Ambivalenz*, Hamburg 1992
28. Peter Atteslander: »Prävention als Risiko?«, in: *Deutsches Ärzteblatt*, 94: 1876–1889, 1997
29. Michael de Ridder: »Stoppt die Kurpfuscher«, in: *Die Zeit*, 26.6.2003

4

30. Michael de Ridder, a.a.O.
31. Erich Bruckenberger: »Die neue Dimension der Marktwirtschaft«, in: *Deutsches Ärzteblatt*, 99: 193–196, 2002
32. Hans-Ulrich Deppe: »Kulturwende in der Medizin«, in: Hans-Ulrich Deppe, Wolfram Burkhardt (Hg.): *Solidarische Gesundheitspolitik*, Hamburg 2002
33. An dieser Stelle verweise ich noch einmal auf den interessanten, weil Vertrauen wiederherstellenden neuen Honorierungsvorschlag für Ärzte von Wilfried Deiß, a.a.O.
34. Um Missverständnissen vorzubeugen: Wenn ich die Anwendung des Marktprinzips auf Medizin, Soziales und schon gar auf Gesundheit für überwiegend untauglich, weil unsachgemäß halte, so nicht aus einem ideologischen Affekt gegen Marktwirtschaft. Darin bin ich insofern glaubwürdig, als ich selbst privatunternehmerisch etliche Firmen für psychisch Kranke gegründet und betrieben habe, als Unternehmer fasziniert von der belebenden Kraft des Existenzrisikos gegenüber dem bürokratischen Konstrukt der »Werkstatt für Behinderte« bin und somit bekenne, ein Fan der Marktwirtschaft zu sein, aber eben nur dort, wo sie hingehört. Gerade meine Wertschätzung motiviert mich, den freien Markt vor seiner Gefährdung zu schützen, Allzuständigkeit zu beanspruchen.

35. Emmanuel Levinas: *Jenseits des Seins oder anders als Sein geschieht*, Freiburg 1992, S. 40
36. Wolfgang Frühwald: »Die Bedrohung der ›Gattung‹ Mensch«, in: *Deutsches Ärzteblatt*, 99: 998–1003, 2002
37. Dass dieses Erschrecken uns Deutsche zunächst nur wenig erfasste, war kaum vermeidbar. Erst musste sich die Generation der Selbst-Verstrickten in Angriff und Verteidigung verschleißen, bevor eine neue Generation ab 1980 den erforderlichen Abstand fand, um sich den wirklich schmerzhaften Fragen nähern zu können, etwa: »Wie hätte ich damals gehandelt, wenn ich davon ausgehen muss, dass ich moralisch nicht besser und schlechter bin als die medizinischen NS-Täter?«
38. Dass schon im Ersten Weltkrieg bewusst und gewollt eine »Übersterblichkeit« von Anstaltsinsassen durch Hungersterben geplant und erreicht wurde, in Deutschland 70 000 Bürger, darüber konnte sich seinerzeit noch kaum jemand erschrecken. Im Verhältnis zur Begeisterungshalbwertzeit über die Segnungen der Moderne gibt es also wohl einen Fortschritt in der Bereitschaft, über den Preis zu erschrecken.
39. Bernhard Waldenfels: *Grenzen der Normalisierung*, Frankfurt am Main 1998; sowie *Bruchlinien der Erfahrung. Einleitung in die philosphische Anthropologie*, Frankfurt am Main 2002
40. Hellmuth Plessner: *Die Stufen des Organischen und der Mensch*, Berlin 1975. Anders als das Tier lebt der Mensch nicht nur aus seinem Zentrum, sondern ist auch auf das jeweilige Außen, auf das Andere, auf die Ex-zentrizität angewiesen.
41. Ludwig Siep: »Ethik und Anthropologie«, in: Annette Barkhaus u.a. (Hg.): *Identität, Leiblichkeit, Normativität*, Frankfurt am Main 1996, S. 21–33
42. Emmanuel Levinas: *Humanismus des anderen Menschen*, Hamburg 1989
43. Sabine Stengel-Ruthkowski: »Was hat Humangenetik und Pränataldiagnostik mit Integration zu tun?«, in: *Arbeitskreis Down-Syndrom, Mitteilungen*, 36: 9–12, 1999
44. Eberhard Hesse: »Hausarzt und Selbsthilfegruppen«, in: *Fortschritt der Medizin*, 105: 443–446 und 460–463, 1987
45. Der Internist Linus S. Geisler hat das so formuliert: »Aber nur der heile Arzt kann heilen. Das ist der durch Systeme und Reglementierungen paralysierte, zu dienen unfähige Arzt nicht. Der heile Arzt ist zu jener inneren Polarität fähig, die durch Freiheitsbewusstsein einerseits und Bereitschaft zum Dienen ande-

rerseits bestimmt wird. (»Plädoyer für einen ›Neuen Arzt‹«, in: *Dr. med. Marbuse.* 141: 34–37, 2003) «

46. Vgl. Klaus Dörner: *Der gute Arzt*, Stuttgart 2003, Kapitel VI über die Gemeindemedizin.

6

47. In: Kai Sammet: »Über Irrenanstalten und deren Weiterentwicklung in Deutschland«, Hamburg 2000
48. Diesen Unterschied in der Achtung der Würde zwischen Akuten und Chronikern machen wir auch heute noch: So wissen wir, dass von den inzwischen schon 900 000 in Heimen lebenden chronisch Kranken, Behinderten und Pflegebedürftigen etwa ein Drittel dort gar nicht sein müsste, weil selbstständig genug, um in eigener Wohnung ambulant betreut werden zu können. Sie werden dort also verfassungswidrig, weil ohne Erforderlichkeit, instrumentalisiert. Dennoch ist niemand dazu in der Lage, sich über diesen Menschenrechtsskandal zu empören oder gar etwas dagegen zu tun. Stellt sich jedoch heraus, dass ein Bürger wegen psychiatrischer Zwangseinweisung oder U-Haft zu Unrecht seiner Freiheit beraubt wurde, und sei es auch nur einen Tag, so sind die Medien und wir alle sofort voller Empörung. Ich wette: Niemand ist fähig, Menschen im Heim genauso zu achten wie in ihrer eigenen Wohnung – sie verlieren an Einzigartigkeit!
49. So der gleichlautende Titel des Medizinhistorikers Dietrich von Engelhardt (Heidelberg 1986).
50. Fritz Hartmann: »Krank oder bedingt gesund?«, in: *Medizin, Mensch, Gesellschaft*, Bd. 11, 1986, S. 179
51. Vgl. Bernhard Waldenfels: *Bruchlinien der Erfahrung*, a.a.O., S. 449 f.
52. Gernot Böhme: *Leibsein als Aufgabe*, Kusterdingen 2003
53. Florian Langegger: »Wenn Heilung Phantasie bleiben soll. Selbstdarstellung des Chronischen als Therapieanweisung«, in: Thodor Meiszel u. a. (Hg.): *Psychiatrie im Aufbruch*, Linz 2000, S. 451–88.

7

54. »Traditionellerweise rührte die Macht der Ärzte daher, dass sie ihre Patienten, die Erduldenden, durch eine Erkrankung beglei-

tet haben – zum Tod oder zur Gesundheit hin. Aber diese Leitidee entschwand, als die Idee der Heilung entstand.« So Fritz P. Meyer, in: *PRO 10*, 1–12, 2001 (Beilage des Mitteilungsblatts der Kassenärztlichen Vereinigung Sachsen-Anhalt)

55. Der Begriff »Assistenz« hat sich in der Behindertenbewegung für die Beziehung zwischen dem Behinderten und seinem Helfer bewährt.
56. Ausführlicher dargestellt ist dieser Zusammenhang in: Klaus Dörner: *Der gute Arzt*, a.a.O.
57. Linus S. Geisler, a.a.O., S. 37
58. *Evangelischer Pressedienst, »epd sozial«*, 16.5.2003, S. 4
59. Linus S. Geisler, a.a.O., S. 37

8

60. Lehrreich war für mich die Erfahrung, dass ich den Oberarzt, der mich vor meiner Krebsoperation ordnungsgemäß aufklären wollte, abrupt unterbrach: Es interessiere mich einen Dreck, was für Rechte ich habe, da es für mich Wichtigeres zu bedenken gebe; außerdem hätte ich mich schließlich in seine Hände gegeben, und das damit ausgedrückte Vertrauen, dass er mich vermutlich bei der Operation nicht absichtlich schädigen wolle, müsse reichen. Von dieser anderen Seite hatte ich die Sache bis dahin noch nicht sehen können.
61. Michael de Ridder, a.a.O. S. 18
62. Unlängst schrieb mir eine Ärztin: »Meine Hauptaufgabe als Allgemeinmedizinerin besteht mittlerweile darin, die von den Medien geweckten Ängste im Gespräch mit den Patienten zu relativieren.« Und dass die Zeit des Begleitens eines Patienten im Sterben besonders dicht ist, hat der Internist Nicola von Lutterotti so zum Ausdruck gebracht: »Wenn mich ein Patient um aktive Sterbehilfe bittet, weiß ich, dass ich ihn zu lange allein gelassen habe.«

9

63. Dorothee Sölle: *Mystik und Widerstand*, München 2000, S. 370
64. Thure von Uexküll, Wolfgang Wesiack: *Theorie der Humanmedizin*, München 1988. Es mag auch noch einmal daran erinnert sein, dass es in Not leidenden Ländern und in Notzeiten nicht keine, aber so gut wie keine Essstörungen gibt. Not-

geborene Tätigkeiten machen ein potenziell zerstörerisches Eigenleben der diesbezüglichen Gefühle fast immer unmöglich. »Ballast« bedeutet übrigens etymologisch »die Last ohne Handelswert«. Das ist zu bedenken, wenn man Menschen »Ballastexistenzen« nennen will.

65. Dietrich Kurz, in: W. Schmidt: *Selbst- und Welterfahrung in Spiel und Sport*, Ahrensburg 1989, S. 60-72; auch G. Frey u. E. Hildenbrand: *Einführung in die Trainingslehre*, Schorndorf 1994
66. Siegfried Israel: *Muskelaktivität und Menschwerdung*, St. Augustin 1995, S. 24
67. Herbert Löllgen: »Primärprävention kardialer Erkrankungen. Stellenwert der körperlichen Aktivität«, in: *Deutsches Ärzteblatt*, 100: 773–779, 2003; vergleiche auch Bock, a.a.O.
68. »Warum ich?«, Bert Hellinger in einem Interview mit Christian Ankowitsch in der *Zeit*, 23.11.2000. In dieselbe Richtung geht es, wenn der britische Staat zu den Rechten von Altenpflegeheimbewohnern ausdrücklich nicht nur das »Recht auf Sicherheit« zählt – dies selbstverständlich –, sondern ebenso das »Recht auf Risiko«, weil auch und gerade für Menschen in Heimen ein Spannungsfeld zwischen Sicherheit und Risiko für ein gelingendes Leben unabdingbar ist. Und in diesem Sinne stimmt es hoffnungsvoll, dass wir uns in Deutschland gegenüber Altenpflegeheimbewohnern von dem seit etwa 1970 befolgten Konzept langsam verabschieden, dass diese Heimbewohner vor allem Entlastung von allen Tätigkeiten »genießen« sollten. Ein solches Konzept hatte wesentlich zur Unerträglichkeit der Altenpflegeheime beigetragen. Heute können wir wenigstens zur Kenntnis nehmen, dass auch Alterspflegebedürftige – wie alle Menschen – für ihr gelingendes Leben die Beanspruchung durch eine belastende Tätigkeit brauchen, wie gering und begleitet auch immer, um soziale Bedeutung für Andere zu haben. Und dies im Prinzip bis zur letzten Minute.
69. Kurt Goldstein: *Der Aufbau des Organismus*, Den Haag 1934

10

70. Hauke Brunkhorst: *Solidarität unter Fremden*, Frankfurt am Main 1997
71. Alfons Labisch, a.a.O., S. 322 ff.
72. Frank Nullmeier: »Vergesst die Bürgergesellschaft«, in: *Frankfurter Rundschau*, 24.12.2002
73. Klaus Dörner: *Ende der Veranstaltung*, Neumünster 2001

74. Thomas Klie: »Selbstbestimmung und Würde im Alter«, in: *Betrifft: Betreuung*, 3: 9–16, 2001
75. Zum Beispiel: Freunde alter Menschen e.V., Hornstraße 21, 10963 Berlin

11

76. In: *Eppendorfer* 5/2003, S. 7
77. Jörg Blech: *Die Krankheitserfinder,* Frankfurt am Main 2003
78. Katrin Grüber: »Ethik in der Medizinforschung«, in: *Projekt Mensch. Institut für Kirche und Gesellschaft*, Iserlohn 2003
79. Man wird schon nachdenklich, wenn man an die Zeit um 1900 denkt. Damals hatten gerade die medizinischen Forscher in Deutschland einen besonders guten Ruf in der Welt, zugleich ließ man die Universitätswissenschaftler weitgehend in Ruhe. Es gab wenig Kontrolldruck, wenig Wirtschaftsabhängigkeit, kein Qualitätsmanagement, keine Evaluation, keinen Leistungsdruck, wenig Anreize, kaum Wettbewerb (außer dem individuellen) und keine Selektion. Viele Professoren oder Doktoren schienen sich nicht zu überarbeiten. Doch gerade dieses Milieu brachte einen einmaligen Boom an Kreativität und Spitzenleistungen. Im Übrigen war dies dieselbe Zeit, in der auch die ethische und öffentliche Sensibilität für die Rechte von Patienten und Versuchspersonen mit am höchsten in der Welt war, noch bis 1930 nachweisbar. Mit der NS-Machtergreifung endete sie abrupt, zugleich wurde damit eine bisher unbekannte Abhängigkeit der Wissenschaft von der Industrie staatlich verordnet.
80. Vor kurzem hatte ich Gelegenheit, über etliche abgelehnte Asylbewerber zur Frage ihrer Transportfähigkeit je ein befürwortendes konventionell-psychiatrisches und ein ablehnendes psychotrauma-theoretisches Gutachten zu lesen. Beide Gutachtenserien waren gleichermaßen unbefriedigend, weil sie sich auf die Bestätigung ihrer jeweiligen Theorie beschränkten und es deshalb wohl für überflüssig hielten, von der betreffenden konkreten persönlichen und familiären Lebenswelt biographisch und situativ auszugehen. Hätte man das – pflichtgemäß – getan, wäre man zu durchaus differenzierten Ergebnissen gekommen.
81. Vor einiger Zeit kam eigentlich nur durch Zufall und durch die Aufmerksamkeit von Angehörigen heraus, dass in einem Behindertenheim die Humangenetiker der benachbarten Universität drei Jahre lang die Mehrzahl der 300 geistig Behinderten gene-

tisch getestet hatten, ohne Aufklärung, ohne Information und ohne dass (mit Ausnahme der Heimärztin) Betroffene, Angehörige, gesetzliche Betreuer, Mitarbeiter, die Heimleitung oder der Heimträger irgendetwas davon mitbekommen hatten, was nebenbei durchaus auch etwas über das Wesen von Institutionen aussagt. Hierzu Klaus Dörner, Ulrich Spielmann: *Geistige Behinderung, Humangenetik und Ethik*, Eisingen 2001

82. Maximilian Forschner: »Technischer Fortschritt und menschliche Würde«, in: *Deutsches Ärzteblatt*, 98: 827–830, 2001
83. Gerald Ulrich: *Biomedizin. Die folgenschweren Wandlungen des Biologiebegriffs*, Stuttgart 1997
84. Abgedruckt in: *Dr. med. Mabuse*, 128: 49–53, 2000
85. Vgl. hierzu: *Deutsches Ärzteblatt*,100: 1507, 2003; exemplifiziert für die Diabetes-Versorgung: Peter Sawicki u. a.: »Diabetologie: Versorgungsforschung ist unterrepräsentiert«, in: *Deutsches Ärzteblatt*, 100: 709, 2003; und für die Bedeutung des Hausarztes in der Versorgungsforschung: Georg Rüter; in: *Zeitschrift für Allgemeine Medizin*, Bd. 78, 2002

12

86. Das Folgende verdanke ich vor allem Rolf Rosenbrock, Doris Schaeffer: *Die Normalisierung von Aids*, Berlin 2002
87. Das erinnert an das 19. Jahrhundert, als es für Ärzte (Hygieniker, Bakteriologen) selbstverständlich war, bei der Suche nach Erregern von Infektionskrankheiten und bei der Entwicklung von Impfstoffen oder Medikamenten sich zunächst dem Selbstversuch auszusetzen, wodurch nicht wenige den Tod fanden.
88. Waldenfels: *Bruchlinien*, a.a.O., S. 444, 446
89. In Wuppertal erregte unlängst ein junger Mann öffentliche Aufmerksamkeit, weil er sich in den Kopf gesetzt hatte, aus Liebe zu seiner verstorbenen Tante diese buchstäblich eigenhändig unter die Erde zu bringen. Er hatte dabei die größten bürokratischen Abenteuer zu bestehen, von der Beschaffung des Sarges, der Einsargung, dem Transport bis zu den Verhandlungen mit der Friedhofsverwaltung, der Zuweisung und Aushebung einer Grabstätte und der Beerdigung selbst, die er zwar mit Mühen, aber letztlich einigermaßen erfolgreich bestand.
90. Gernot Böhme: *Ethik im Kontext*, Frankfurt am Main, 1997, S. 89

»Hans-Olaf Henkel ist ein großartiger ›agent provocateur‹ – dafür verdient er Lob.«
Financial Times Deutschland

Hans-Olaf Henkel plädiert für einen Neuanfang. Die Probleme, vor die uns die globalisierte Welt stellt, fordern jeden Bürger heraus, sich aktiv zu verwirklichen, seine Freiheiten zum Wohl des Ganzen umzusetzen und der Bevormundung durch Parteien und Behörden zu entgehen. Henkel macht Mut, sich zu den eigenen Interessen zu bekennen, die Spielregeln einer fairen Wettbewerbsgesellschaft festzulegen und sich zu einer Globalisierung zu bekennen, die allen nützt. Erst wenn Deutschland sich der neuen Zeit öffnet, wird es wieder auf die Erfolgsspur zurückkehren.

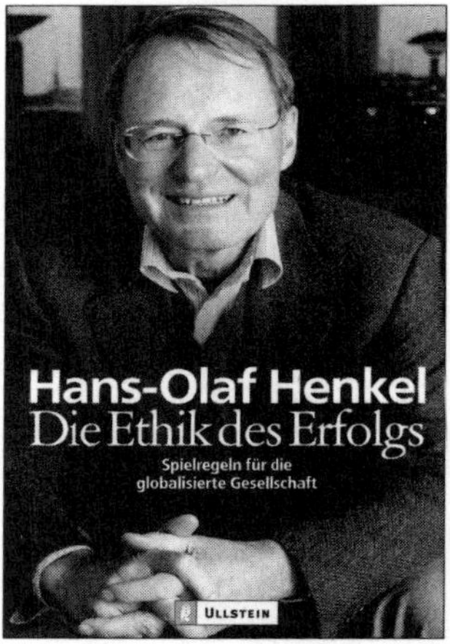

Hans-Olaf Henkel
Die Ethik des Erfolgs
Spielregeln für die globalisierte Gesellschaft

ULLSTEIN TASCHENBUCH

US90